KLEINE
GESUNDHEITS-BIBLIOTHEK

Bewährte HAUSMITTEL neu entdeckt

Sonderausgabe

Alle Angaben wurden sorgfältig recherchiert. Eine Garantie bzw. Haftung kann jedoch nicht übernommen werden.

2001 Trautwein Ratgeber-Edition
Genehmigte Sonderausgabe

Chefredaktion: Ilse Hell
Redaktion: Susanne Werth
Redaktionsassistenz: Sandra Handl
Text: Renate Schuhmayer
Umschlaggestaltung: Inga Koch
Produktion: Martina Baur, Claudia Schmid
ISBN 3-8174-5410-4
5254101

Mehr Infos im Internet unter
www.compactverlag.de

VORWORT

Als Alternative zur modernen Medizin, die immer abhängiger von der Technik wird und zunehmend weniger Zeit für zwischenmenschliche Zuwendung zum Patienten lässt, erinnern sich viele Menschen wieder gerne an Großmutters Hausmittel, die sinnvolle Vorbeugungsmaßnahmen und altbewährte Heilmethoden bieten.

Dieser Ratgeber mit Rezepten aus der Naturheilkunde soll Ihnen als kleine Hausapotheke dienen. Er soll dabei helfen, die ärztlichen Bemühungen um Vorbeugung und Heilung von Krankheiten durch eigene Maßnahmen zu unterstützen. Alphabetisch nach Krankheitsbildern geordnet, lassen sich die geeigneten Hausmittel einfach und schnell auffinden.

Auch wenn für ein Leiden z. T. mehrere Behandlungsmethoden angeführt werden, sollten Sie auf nur eine innere und eine äußere Heilanwendung zurückgreifen, wie z. B. einen Tee und eine Einreibung, da sich die angegebenen Heilmittel auch gegenseitig beeinflussen können.

Der Heilerfolg dieser Hausmittel ist sehr groß; dennoch sollten Sie, wenn Sie eine Krankheit selbst behandeln möchten, Rücksprache mit Ihrem Arzt halten.

Grundlagen der Hausmittel

Eine der Voraussetzungen für Wohlbefinden und Gesundheit ist generell eine geringere Anfälligkeit gegenüber Krankheiten. Für einen Großteil aller Krankheiten gilt daher: Ein widerstandsfähiger Organismus erkrankt seltener und wird schneller gesund. In früheren Zeiten wurde der Körper durch den beschwerlichen Alltag abgehärtet. Die gesunde Abhärtung heute nachzuvollziehen bedeutet, sich natürlichen Umwelteinflüssen möglichst oft auszusetzen. Wind und Wetter, Sonne und Regen, Wärme und auch Kälte haben einen belebenden Einfluss. Hinzu kommen: viel Bewegung, ausgewogene Ernährung, gesunder Schlaf und vieles andere mehr, das die Vitalität des Körpers anregt, ohne ihn zu überfordern.

Leidet man nun doch einmal an irgendwelchen Beschwerden, so gibt es in den verschiedenen Gebieten der Heilkunde vielfältige, z. T. seit alters her erprobte Methoden, an Krankheiten heranzugehen und sie zu heilen. Allgemein kann unterschieden werden zwischen inneren Anwendungen (z. B. Auszüge, Inhalationen, Kräutertees, Tinkturen) und äußeren Anwendungen (z. B. Bäder, Güsse, Tinkturen, Wickel).

Nachfolgend informiert nun ein kurzer, allgemeiner Überblick über die grundlegenden Heilmethoden und Hausmittel.

Auszug

Die verschiedenen Bestandteile der Heilpflanzen sind, je nach Art, nur in bestimmten Lösungsmitteln aufzuschließen. Wir unterscheiden Wasser-, Öl-, und Alkoholauszüge. In einem Kräutertee finden sich z. B. nur solche Bestandteile einer Pflanze, die in Wasser löslich sind. Auch Öl- und Alkoholauszüge können Sie leicht selbst herstellen. Die Rezepte hierzu finden Sie bei den verschiedenen Krankheitsbildern.

Bäder

Die verschiedenen Bäder lassen sich zum einen nach Temperaturbereichen unterscheiden, zum anderen nach ihrer Lokalisation (Teil- oder Vollbäder). Ihre Anwendungsdauer ist abhängig von der Wassertemperatur. Gerade kalte Bäder dürfen nicht zu lange dauern, sonst kühlt der Körper zu sehr aus.
Beachten sollten Sie auch die richtige Wassermenge, die für die einzelnen Teilbäder durchaus unterschiedlich ist.
Verschiedene Badezusätze können die Bäder in ihrer Wirkung verstärken, diese helfen jedoch auch auf jeden Fall ohne Zusätze.

Die jeweiligen Bäder in ihrer Anwendung werden bei den einzelnen Krankheitsbildern genauer beschrieben.

Dampfbäder

Die Dampfbäder zählen zu den wichtigsten Entgiftungstherapien. Der heiße Dampf simuliert eine Fiebersituation, die somit den Körper zur

Ausscheidung anregt. Auf diese Weise gelangen zahlreiche Giftstoffe durch den künstlich hervorgerufenen Schweiß nach außen. Ebenso wie bei den Bädern unterscheidet man auch hier den so genannten Voll- oder Ganzdampf von den verschiedenen Teildämpfen.

Volldampfbäder sollten auf keinen Fall bei herzkranken Personen angewendet werden. Auch sollte bei Schwindel und Herzklopfen das Dampfbad sofort abgebrochen werden! Grundsätzlich gilt die Regel: Besser kürzere Bäder und diese dafür öfters wiederholen! Wichtig ist bei Anwendungen dieser Art vor allem, die Körperteile, welche dem Dampf nicht ausgesetzt sind, mit Hilfe von Decken gut zu wärmen, sodass man auf keinen Fall fröstelt oder gar friert.

Tipp: Ist starkes Schwitzen erwünscht, so kann man diese Therapieform noch mit einem geeigneten schweißtreibenden Kräutertee unterstützen.

Güsse

Die Güsse sind die wichtigste Form der Wasseranwendungen, die Sebastian Kneipp erfunden hat. Sie wirken anregend auf das gesamte Kreislaufsystem, beeinflussen die Ausscheidungssysteme unseres Körpers nachhaltig und können auch leicht zu Hause durchgeführt werden.

Für alle Wasseranwendungen gibt es ein paar grundsätzliche Regeln, die Sie beachten sollten.

- Der Wasserstrahl soll nur mit einem gemäßigten Druck auf der Haut auftreffen und diese mit einem „Wassermantel“ umspülen.
Ausreichend ist der Druck, wenn bei nach oben gerichteter Schlauchöffnung der Wasserstrahl etwa zehn Zentimeter hoch spritzt.

Tipp:

Ideal ist ein Schlauch mit einer Öffnung von zwei Zentimetern oder eine Brause, bei der sich der Kopf abschrauben lässt. Sonst kann man sich auch mit einer Gießkanne behelfen.

- Die Raumtemperatur sollte mindestens 20 Grad betragen.
- Grundsätzlich gilt, dass alle Wasseranwendungen regelmäßig durchgeführt werden müssen, um Heilerfolge zu erzielen.
- Machen Sie nur Güsse mit warmem Wasser, wenn Sie besonders kälteempfindlich sind.
- Beginnen Sie mit dem Guss immer an dem Körperteil, das am weitesten vom Herzen entfernt liegt (z. B. Hand oder Fuß), und führen Sie den Guss in Richtung Herz.
- Wenn Sie frieren und Ihr Körper bereits kalt ist, so beginnen Sie nie mit kaltem Wasser.

- Zum Schluss am besten nicht abtrocknen, sondern den Körper langsam trocknen lassen. Eine Ausnahme bilden bestimmte Teilgüsse. Bei ihrer Beschreibung wird noch gesondert darauf hingewiesen.

- Bei bestimmten Krankheiten sind manche Güsse strengstens untersagt. Bitte informieren Sie sich bei Ihrem Arzt.

- Die Anwendungsdauer eines Gusses sollte zwischen einer halben und zwei Minuten betragen. Bei kräftiger Konstitution kann sie drei Minuten betragen, sonst entsprechend weniger. Sobald die Haut mit einer Rötung reagiert, sollte man den Guss beenden.

Die verschiedenen Arten von Wassergüssen werden bei den entsprechenden Krankheitsbildern ausführlich beschrieben.

Inhalationen

Inhalationen finden ihre Anwendung in erster Linie bei Erkrankungen der Atemwege. Kräuterzusätze helfen Sekrete zu lösen und abzuführen, der Temperaturreiz verstärkt die Wirkung.

Kräutertees

Eine wichtige generelle Regel bei der Zubereitung von Kräutertees ist, eine Pflanze als das „tragende Element“ im Tee zu haben. Diese Pflanze dominiert in der Teemischung und wird auch durch die jeweilige Indikation bestimmt. Die anderen Kräuter können dazu dienen, die Wirkung noch zu verstärken oder die Geschmacksrichtung des Tees zu bestimmen. Es lassen sich verschiedene Zubereitungsformen unterscheiden, die nachfolgend genauer dargestellt werden.

Die Abkochung (Dekokt)

Da die Abkochung alle flüchtigen Inhaltsstoffe einer Heilpflanze schädigt, insbesondere die ätherischen Öle, sollte sie nur selten angewendet werden. Bei besonders harten Pflanzenbestandteilen wie z. B. Hölzern oder Wurzeln werden allerdings nur durch die Abkochung die Wirkstoffe der Pflanze frei.

Zubereitung: Die zerkleinerten Pflanzen werden in kaltem Wasser angesetzt und unter Umrühren etwa 20–30 Minuten gekocht. Anschließend werden die noch festen Bestandteile der Abkochung ausgepresst und der Tee durch ein Sieb abgegossen.

Der Aufguss (Infus)

Für den Aufguss eignen sich zarte Pflanzenbestandteile wie Blüten, Samen oder Blätter.

Zubereitung: 1 Teil der zerkleinerten Pflanzenteile wird mit 10 Teilen kochendem Wasser übergossen. Die Mischung 5–20 Minuten ziehen lassen. Anschließend werden die Pflanzenteile ausgepresst und der Aufguss durch ein Sieb gegossen.

Tipp:

Den Aufguss gleich trinken, da dieser in der Regel nicht haltbar ist!

Der Kaltauszug (Mazerat)

Der Kaltwasserauszug ist die schonendste Zubereitungsform für Kräutertees. Besonders schleimhaltige Drogen (z. B. Baldrian, Leinsamen, Goldrute u. a.) eignen sich für den Kaltauszug.

Zubereitung: 1 Teil zerkleinerte Pflanzen wird mit 10 Teilen kaltem Wasser übergossen. Die aromatischen Stoffe sind bereits nach etwa 3 Stunden aufgeschlossen. Die Bitterstoffe brauchen jedoch z. T. bis zu 12 Stunden.

Tipp:

Setzen Sie den Tee am Abend an und lassen Sie ihn über Nacht ziehen!

Das Mazerationsdekokt

Hierbei handelt es sich um eine Mischung aus Mazerat, d. h. dem Kaltauszug, und Dekokt, d. h. der Abkochung.

Zubereitung: Die Pflanzenteile werden zuerst mit kaltem Wasser angesetzt und sollen im zugedeckten Topf 5–6 Stunden ziehen. Anschließend wird die Mischung kurz aufgekocht.

Tipp: Sowohl schweißtreibende als auch schleimlösende Tees sollten auf jeden Fall heiß getrunken werden, alle anderen Kräutertees können Sie auch kalt zu sich nehmen.

Das Übergießen mit heißem Wasser (Infusmazerat)

Soll in einer Pflanze, deren Wirkstoffe schwer löslich sind, das ätherische Öl erhalten bleiben, verwendet man als Ersatz für die Abkochung das Infusmazerat. Hierfür werden die zerkleinerten Pflanzenteile mit kochendem Wasser übergossen und ziehen dann ca. 15 Minuten. Danach den Tee abseihen und noch heiß trinken.

Das Infusmazerat wird v. a. für Mischungen aus Wurzeln, Samen und dicken Blättern verwendet.

Tinkturen

Tinkturen sind alkoholische Auszüge von Heilpflanzen. Sie kommen besonders bei äußeren Anwendungen wie z. B. bei Umschlägen, Einreibungen, Bädern oder beim Gurgeln zum Einsatz. Die Apotheke hat verschiedenste Tinkturen vorrätig, Sie können sie mit etwas Zeitaufwand auch selbst herstellen.

Wickel

Unter all den verschiedenen Wasseranwendungen sind die Wickel, auch Packungen genannt, die mildesten Verfahren und daher oft das bevorzugte Mittel – gerade bei der Behandlung von Kindern. Kalte Wickel werden v. a. verwendet, um Fieber zu senken. Der Wickel muss gewechselt werden, sobald er sich durch die Aufnahme der Körpertemperatur erwärmt.

Um für den Körper einen Heilreiz zu setzen, ist es Ziel, eine vermehrte Durchblutung der Haut zu erreichen und damit verbunden eine lokale Wärmebildung des Organismus. Vermieden werden sollte jedoch unbedingt ein zu starkes Schwitzen, das zu einem Wärmestau führt.

Andererseits existiert jedoch auch der „Schwitzwickel“, bei dem das Schwitzen ebenfalls Ziel der Behandlung ist, um damit Giftstoffe aus dem Körper zu leiten.

Werden verschiedene Zusätze aus Heilkräutern dem Wickel beigefügt, so steigern diese zum einen seine Wirkung. Zum anderen erleichtert man mit dieser Methode der Haut die Aufnahme von Kräuterwirkstoffen.

Die Anwendung von warmen Wickeln bildet als Behandlungsmethode eher die Ausnahme und ist für besonders kälteempfindliche Patienten vorgesehen. Sie dienen bei lokaler Anwendung einer Steigerung der Hautdurchblutung und sollten möglichst heiß aufgelegt werden.

Einige Grundregeln sollten Sie bei der Verwendung von Wickeln beachten:

- Der Patient darf auf keinen Fall auskühlen oder frieren und sollte deshalb immer gut zugedeckt werden.
- Sollte der Patient vor Beginn der Behandlung bereits frösteln, so müssen Sie ihn vorher wärmen, z. B. durch einen heißen Tee oder ein warmes Bad.
- Bleibt die Reaktion auf den Wickel, d. h. die Erwärmung des Patienten aus, sollten Sie die Behandlung abbrechen und unter Umständen später wiederholen, wenn der Patient sich erholt hat und sein Wärmehaushalt auf jeden Fall wieder völlig ausgeglichen ist.
- Der Wickel darf niemals als unangenehm empfunden werden. Auch sollte sich der Patient bei einer „Ganzpackung" nicht unbehaglich oder beklemmt fühlen – in diesem Fall sollten Sie nur einen Teilwickel anlegen.
- Der Patient muss die Temperatur des Wickels gut vertragen, er darf nicht als eisig oder zu heiß empfunden werden.
- Nach der Abnahme des Wickels sollte der Patient kalt abgewaschen und gut abgetrocknet werden. Anschließend muss er warm zugedeckt mindestens 30 Minuten ruhen. Dabei sollte jede Ablenkung vermieden werden und absolute Ruhe herrschen.

Aufbau der Wickel

Die Wickel bestehen aus drei Tüchern. Auf einem Wolltuch oder einer Decke ganz außen liegt ein dichtes, trockenes Leintuch und innen ein grobes, nasses Leintuch. Die Tücher müssen luftdurchlässig sein, also verwenden Sie bitte kein Synthetikmaterial.

Legen Sie die Wickel immer so an, dass sie gut am Körper sitzen. Es darf keine Luft eindringen und der Wickel soll nicht aufgehen, sonst bleibt die Wirkung aus. Vor dem Wechseln eines Wickels legen Sie sich bitte rechtzeitig die Ersatztücher zurecht, damit Sie den neuen Wickel zügig und schnell anlegen können.

Krankheiten und Beschwerden von A–Z und die geeigneten Hausmittel

Abszess

Symptome/Beschwerden

Ein Abszess entsteht durch eine eitrige Einschmelzung von Körpergewebe. Der Körper versucht mit Hilfe der weißen Blutkörperchen eingedrungene Krankheitserreger zu vernichten, dabei entsteht die Eiteransammlung. Man unterscheidet einen „heißen“ und einen „kalten“ Abszess. Der „heiße“ Abszess entwickelt sich auf Grund einer akuten Entzündung und es kommt zu den typischen Entzündungszeichen mit Rötung, Erwärmung, Schwellung und Schmerz an der betroffenen Stelle. Abszesse können mitunter auch bei einer schweren Verlaufsform von Akne am ganzen Körper auftreten. Der „kalte“ Abszess bildet sich in Folge einer chronischen Entzündung, wie z. B. bei Tuberkulose.

Bei der Behandlung versucht man den Abszess zum „Reifen“ zu bringen und zu erweichen, sodass der Eiter nach außen abfließen kann.

Merke:

> Besteht die Gefahr, dass sich der Abszess nach innen in eine Körperhöhle entleert, so muss er operativ geöffnet werden. Suchen Sie dann unbedingt einen Arzt auf, denn es darf auf keinen Fall Eiter in die Blutbahn gelangen, dies kann lebensbedrohlich sein.

Hausmittel

Bockshornkleeauflage

Rezeptur und *Anwendung:*
Verrühren Sie 1 TL gemahlenen Bockshornkleesamen mit etwas kochendem Wasser zu einem dicken Brei. Diesen streichen Sie so warm wie möglich fingerdick auf den Abszess. Decken Sie die Auflage mit einer Folie ab und wickeln Sie eine Binde darum. Die Auflage sollte liegen bleiben, bis der Brei getrocknet ist. Das Ganze mehrmals wiederholen.

Leinsamenauflage

Rezeptur und *Anwendung:*
Kochen Sie gemahlenen Leinsamen mit Wasser zu einem dicken Brei ein, streichen Sie diesen auf ein kleines Stückchen Stoff und falten Sie das Ganze zu einem Päckchen. Das Leinsamenpäckchen legen Sie noch warm auf den Abszess. Mit einem Tuch oder einer Binde abdecken. Nach Abkühlung die Auflage erneuern.

Anämie

Symptome/Beschwerden

Tritt eine Verminderung der Anzahl der roten Blutkörperchen und/oder der Hämoglobinkonzentration

(Hämoglobin ist der für den Sauerstofftransport wichtige rote Blutfarbstoff) bei einem normalen Blutvolumen auf, so spricht man von einer Anämie. Je nach Ursache lassen sich verschiedene Formen der Anämie unterscheiden, was Sie unbedingt von einem Arzt untersuchen und eindeutig abklären lassen sollten!

Der häufigste Grund für eine Anämie ist ein Eisenmangel, der z. B. durch eine Fehlernährung entstehen kann. Akute oder chronische Blutungen, beispielsweise bei einem chronischen Magengeschwür, verursachen ebenfalls einen Eisenmangel. Eine weitere Ursache können Störungen der Eisenaufnahme im Magen, ausgelöst durch einen Mangel an Salzsäure und Vitamin C, sein. Auch sehr starke oder zu häufige Menstruationsblutungen können dafür verantwortlich sein. Ein erhöhter Eisenbedarf besteht während der Schwangerschaft und Stillzeit, in der Wachstumsperiode bei Kindern und Jugendlichen, aber auch bei Infekten.

Die typischen Symptome einer Anämie sind Blässe, Leistungsminderung bei Belastung, eine Neigung zu Schwindel und Kälteempfindlichkeit.

Merke:

Da es für eine Anämie vielfältigste Ursachen gibt, sollte man die Erkrankung immer sorgfältig von einem Arzt abklären lassen.

Hausmittel

Ernährung

Rezeptur und *Anwendung:*
Ein besonders hoher Eisengehalt findet sich in Fleisch und Fisch. Bei Fleisch sind insbesondere Wild und Geflügel sowie die Leber erwähnenswert. Ferner tragen aber auch Vollkornerzeugnisse, Gemüse und Hülsenfrüchte zur Eisenversorgung bei. Zur Verbesserung der Resorption, d. h. der Aufnahme des Eisens, sollten eisenhaltige Nahrungsmittel zusammen mit Vitamin-C-reichen Produkten verzehrt werden.
Tipp:
Besonders reich an Eisen sind Apfel, Kürbis, Petersilie, Bohnen, Erbsen und Mangold.

Rotbuschtee

Rezeptur:
1 TL Rotbuschkraut mit 1 Tasse kochendem Wasser aufgießen. Den Tee 2–3 Minuten zugedeckt ziehen lassen, danach abseihen. Das Kraut kann auch für weitere Aufgüsse verwendet werden. Diese nur noch etwa 1 Minute ziehen lassen.
Anwendung:
Der Tee eignet sich vorzüglich auch als Alltagsgetränk. Trinken Sie davon täglich 1 Liter.
Tipp:
Eine Tinktur mit Rotbuschtee wirkt zudem modulierend auf das gesamte Immunsystem.

Blutwein

Rezeptur:
1 Glas Rotwein
1 rohes Ei
2 TL Zucker
Anwendung:
Rühren Sie die Mischung gut durch und trinken Sie jeweils 1 Glas morgens nüchtern über einen Zeitraum von 3 Wochen.

Angina pectoris

Symptome/Beschwerden

Der Begriff „Angina pectoris" bezeichnet die Sauerstoffnot des Herzmuskels in Folge einer Durchblutungsstörung der Herzkranzgefäße. Ursachen hierfür sind eine Verengung der Gefäße auf Grund von Ablagerungen an der Gefäßwand, eine allgemeine Herzschwäche und eine schlechte Sauerstoffversorgung des Blutes, z. B. durch Rauchen.

Beim Anfall kommt es zu einem Engegefühl im Brustkorb, starke Schmerzen strahlen nach links in den Arm und die Schulter aus. Damit verbunden sind Angstgefühle bis hin zur Todesangst. Kann der Herzmuskel nicht mehr ausreichend mit Sauerstoff versorgt werden, so kommt es zum Absterben von Gewebe – der klassische Herzinfarkt tritt ein. Diese „echte" Angina pectoris ist zu unterscheiden von der „nervösen". Bei Letzterer leidet der Patient an nervösen Gefäßkrämpfen, die in der Regel auf schwere seelische Belastungen zurückzuführen sind.

Merke:

Die Behandlung von Angina pectoris gehört immer in die Hand eines Arztes. Die Hausapotheke können Sie jedoch gut begleitend zur ärztlichen Therapie einsetzen.

Hausmittel

Teemischung

Rezeptur:
1 EL Maiglöckchenblüten
2 EL Melissenblätter
3 EL Gänsefingerkraut
4 EL Raute
Anwendung:
1 gehäuften TL dieser Mischung mit einer großen Tasse heißem Wasser aufgießen, kurz ziehen lassen und abseihen. Morgens und abends 1 Tasse in kleinen Schlucken trinken.

Teemischung

Rezeptur:
30 g Gänsefingerkraut
20 g Weißdornblüten und -früchte
20 g Quendelkraut
10 g Rautenblätter
10 g Melissenblätter

Anwendung:
Aus 1 EL der Mischung wird zusammen mit 1 Tasse Wasser ein Aufguss bereitet. Trinken Sie dreimal täglich 1 Tasse heißen Tee.

Herzwein

Rezeptur:
Zerquetschen Sie Weißdornbeeren, füllen Sie diese in eine Flasche und bedecken Sie das Ganze mit einem Weißwein, z. B. Malaga oder Medizinalwein aus der Apotheke. Das Glas verschließen und 1–2 Wochen an der Sonne stehen lassen. Dann abfiltern und die Beeren auspressen.
Anwendung:
Trinken Sie etwa zweimal pro Tag 1 Schnapsglas dieser Mischung.
Tipp:
Weißdorn eignet sich sehr gut für eine längere Therapie, ohne Nebenwirkungen zu erzeugen.

Spargelsaft

Rezeptur:
60–70 g Spargel in 1 $^1/_2$ l abgekochtes, bereits erkaltetes Wasser geben. Die Spargelstangen zerstoßen und 12 Stunden stehen lassen. Danach abseihen und in eine Flasche füllen. 1 Gläschen Wacholderschnaps und 2 EL Honig darunter mengen.
Anwendung:
Trinken Sie 1 Schnapsglas der Mischung zu den Mahlzeiten.

Ansteigendes Armbad

Rezeptur und *Anwendung:*
Füllen Sie ein Waschbecken mit 32–35 Grad warmem Wasser. Kontrollieren Sie die Temperatur mit dem Thermometer! Legen Sie die Unterarme hinein und lassen Sie dann langsam heißes Wasser zulaufen. Nicht über die Arme laufen lassen! Versuchen Sie die Temperatur innerhalb von 15 Minuten auf 40 Grad zu steigern.

Appetitlosigkeit

Symptome/Beschwerden

Appetitlosigkeit ist in den meisten Fällen die Begleiterscheinung einer versteckten Erkrankung oder sie kann insbesondere auch bei Kindern ein Anzeichen für Überforderung sein. Bei fieberhaften Erkrankungen ist die Appetitlosigkeit sogar von Vorteil und vom Körper gewünscht, um den Organismus nicht zusätzlich mit Verdauungsarbeit zu belasten. Hier sollte nur auf eine ausreichende Flüssigkeitszufuhr geachtet werden.

Hausmittel

Kalmuslikör

Rezeptur:
25 g Kalmuswurzel, 1 TL Gewürznelken, $^{1}/_{4}$ l Weingeist, $^{1}/_{4}$ l Wasser, 70 g Zucker. Setzen Sie

die Kalmuswurzel mit den Gewürznelken, dem Weingeist und dem Wasser an und lassen Sie das Ganze mehrere Wochen stehen. Nach dieser Zeit können Sie den Auszug abgießen und anschließend mit 70 g Zucker einkochen.
Anwendung:
Jeden Tag 1 Schnapsgläschen trinken.

Preiselbeeren

Rezeptur und *Anwendung:*
Preiselbeeren wirken appetitanregend. Verkochen Sie die Beeren zu Kompott oder trinken Sie Preiselbeersaft.

Arteriosklerose

Symptome/Beschwerden

Die Arteriosklerose ist in unserer Gesellschaft die häufigste Gefäßerkrankung. Am Beginn steht die Schädigung der Gefäßwand, die zur Ausbildung eines Ödems (Wassereinlagerung im Gewebe) und zur Anlagerung von Lipiden (Fetten) führt. Stirbt die ödemartig veränderte Zone ab, lösen sich die elastischen Fasern auf und es bildet sich eine Narbe. Das abgestorbene Gewebe wird zur Gefäßlichtung hin von einer verhärtenden Gewebeschicht bedeckt. Hier lagern sich bevorzugt Kalksalze ein. Die Blutgefäße verlieren an Elastizität und es kommt zur Blutdruckerhöhung, damit der Dehnbarkeitsverlust annähernd ausgeglichen werden kann. Die Verhärtung und Verengung der

Arterienwände führt zur Minderdurchblutung und zu Funktionsstörungen der betroffenen Organe. Die Folgekrankheiten sind: Durchblutungsstörungen der Beinarterien, Minderdurchblutung des Gehirns mit der Gefahr eines Schlaganfalls oder die Verengung der Herzkranzgefäße mit dem Risiko eines Herzinfarktes.

Hausmittel

Neben der Ernährung sind für die Entstehung der Arteriosklerose verschiedene Faktoren wichtig: Stresssituationen, die allgemeine körperliche Verfassung wie Übergewicht, erbliche Belastung, hohe Blutfettwerte und Nikotinkonsum. Außerdem gibt es Arteriosklerose fördernde Vorerkrankungen, wie hohen Blutdruck, Diabetes, chronisches Nierenleiden u. a.

Die Kenntnis der zahlreichen ursächlichen Faktoren muss bei der Behandlung einer Arteriosklerose unbedingt berücksichtigt werden. Man kann also von einer Einzelmaßnahme allein, etwa der Anwendung einer bestimmten Heilpflanze, keine Besserung oder Heilung erwarten. Die Grundlage einer Behandlung ist die Diät und es ist wichtig, soweit als möglich die Grunderkrankung auszuschalten. Hausmittel können gut unterstützend wirken.

Bei einer Diät sind u. a. folgende Lebensmittel unbedingt zu vermeiden: saure Früchte, Tomaten, Käse, Eier, Essig, Kaffee, Industriezucker.

Honigkur

Rezeptur:
125 g getrocknete Kirschen mit Stein zerstoßen, 125 g Kamillentee, 250 g Bienenhonig in 1 $^1/_2$ l Wasser bis zur Hälfte einkochen lassen. Anschließend noch $^1/_2$ l Traubensaft hinzufügen und das Ganze gut vermischen.
Anwendung:
Täglich 1 kleines Glas trinken.

Teemischung

Rezeptur und *Anwendung:*
25 g Misteln, 25 g Rautenkraut, 20 g Weißdorn, 20 g Ackerschachtelhalm, 10 g Hirtentäschelkraut. Mischen Sie die Zutaten sorgfältig und bereiten Sie dann aus 1 EL dieser Mischung und 1 Tasse Wasser einen Aufguss. Davon sollten Sie zwei- bis dreimal täglich 1 Tasse jeweils in kleinen Schlucken trinken.
Tipp:
Diese Teemischung können Sie häufig auch schon fertig aus der Apotheke beziehen unter der Bezeichnung „Species antisclerotica“.

Knoblauchkur

Rezeptur:
Ein paar Knoblauchzehen enthäuten und ganz fein schneiden. In 1 Tasse Milch leicht erwärmen und 10 Minuten ziehen lassen. Anschließend durchseihen und mit Honig süßen.

Anwendung:
Langsam schluckweise trinken. Die Kur öfter mal wiederholen.

Wassertreten

Rezeptur und *Anwendung:*
Das schon von Kneipp empfohlene Wassertreten ist durchaus in jeder Badewanne durchführbar. Füllen Sie dazu die Wanne bis zur halben Wadenhöhe mit kaltem Wasser und gehen Sie mit nackten Füßen darin herum. Dehnen Sie die Anwendung nicht zu lange aus, es sollte für Sie nicht unangenehm werden. Sorgen Sie danach unbedingt für Erwärmung mittels warmer Socken. Am besten schließen Sie zur Unterstützung der Durchblutung noch einen Spaziergang an.

Arthritis, rheumatoide

Die rheumatoide Arthritis, auch Polyarthritis genannt, entwickelt sich schleichend über Jahrzehnte hinweg. Leitsymptom aller rheumatischen Erkrankungen ist der Gelenkschmerz. In der Regel ist das Gelenk entzündlich verdickt und in seiner Beweglichkeit schmerzhaft eingeschränkt.

Geschädigte oder zerstörte Knorpel und Knochen verursachen Fehlstellungen mit weiteren Funktionsstörungen. Es kommt zu Steifigkeiten der Gelenke, v. a. morgens, und zu Deformierungen. In manchen Fällen treten auch allgemeinere Symptome hinzu wie beispielsweise eine

Bindehautentzündung oder der so genannte Rheumaknoten in der Haut. Vorwiegend sind die Fingergelenke, Hand und Ellenbogen betroffen sowie Knie-, Sprung- und Zehengrundgelenke.

Hausmittel

Rheumatee

Rezeptur:
30 g Birkenblätter, 20 g Ackerschachtelhalm, 10 g Guajakholz, 10 g Schafgarbenkraut, 10 g Brennnesselkraut, 10 g Hauhechelwurzel, 4 g Faulbaumrinde, 4 g Bittersüßstängel, 2 g Wacholderbeeren.
Anwendung:
1 EL der Mischung mit $^1/_4$ l Wasser 10 Minuten kochen. Zwei- bis dreimal täglich 1 Tasse trinken.

Apfelschalentee

Rezeptur und *Anwendung:*
1 EL getrocknete und zerkleinerte Apfelschalen mit 1 Tasse kochendem Wasser aufgießen und zugedeckt 10 Minuten ziehen lassen. Trinken Sie davon 4–5 Tassen täglich zur Linderung der Schmerzen.

Brennnesselsuppe

Rezeptur und *Anwendung:*
Sammeln Sie frische junge Brennnesselblätter und zerkleinern Sie diese. Kochen Sie die noch frischen

Blätter in etwas Gemüsebrühe kurz auf. Zur Verbesserung Ihrer Ausscheidung sollten Sie die Suppe regelmäßig essen.

Birkenblättersack

Rezeptur und *Anwendung:*
Füllen Sie einen Stoffsack mit frisch gepflückten Birkenblättern und stecken Sie das befallene Glied für ca. 30–60 Minuten in den Sack, um die Beschwerden zu lindern.

Mischung zum Einreiben

Rezeptur:
2 g Kalmusöl, 10 g Arnikatinktur. Mit Wacholderspiritus auf 100 g auffüllen.
Anwendung:
Bereiten Sie aus den genannten Stoffen eine Mischung und reiben Sie das Gelenk ein- bis dreimal täglich ein.

Heublumenbad

Rezeptur und *Anwendung:*
2 kg Heublumen werden mit mehreren Litern kochendem Wasser überbrüht. Lassen Sie das Ganze mindestens 15 Minuten ziehen, dann abseihen und den Sud dem Badewasser zugeben.
Tipp:
Nach dem Heublumenbad sollten Sie immer für Entspannung sorgen.

Farnpolster

Rezeptur und *Anwendung:*
Füllen Sie einen Kissenüberzug mit getrocknetem Farnkraut (Wurmfarn). Sie können auch frischen Farn verwenden, den Sie alle 1–2 Wochen erneuern sollten. Legen Sie das Farnpolster auf die vom Rheuma befallenen Gliedmaße.

Engelsüßtee

Rezeptur:
Den getrockneten Strunk zermahlen oder aber getrocknetes Engelsüß in der Apotheke besorgen. 3 TL mit 1 Tasse kaltem Wasser aufgießen und 8 Stunden ziehen lassen. Den Kaltauszug abseihen und den Rückstand mit $^1/_4$ l kochendem Wasser überbrühen.
Anwendung:
Den Tee über den Tag verteilt in kleinen Schlucken trinken.

Bad mit schwarzer Melasse

Rezeptur und *Anwendung:*
Fuß-, Hand-, Arm- und Beinbäder mit schwarzer Melasse. Dazu werden ca. 3 EL voll Melasse pro Teilbad im Badewasser aufgelöst. Das Bad dauert etwa 20 Minuten. Nach dem Bad die Gelenke mit Olivenöl einreiben.
Tipp:
Die Bäder sollten mit nicht zu heißem Wasser durchgeführt werden.

Arthrose

Symptome/Beschwerden

Bei der Arthrose kommt es zu einem Dünnerwerden des Gelenkknorpels, wobei zwei Formen der Entstehung unterschieden werden. Zum einen ist sie Resultat des Alterns oder einer vermehrten Beanspruchung der Gelenke, z. B. durch Leistungssport, lebenslanges schweres Arbeiten, oder aber einer Abnutzung durch Übergewicht; zum anderen kann sie auch in Folge angeborener Gelenkveränderungen oder aber auf Grund von verschiedenen vorangegangenen Erkrankungen entstehen.

Der Körper versucht die Abbauvorgänge am Knorpel durch An- und Umbauvorgänge an den Gelenkrändern auszugleichen. So kommt es im Laufe der Zeit zu mehr oder weniger schweren Deformierungen an den Gelenken.

Besonders typisch für die Arthrose ist der so genannte „Anlaufschmerz", v. a. morgens oder zu Beginn einer Bewegung. Nach einiger Zeit lassen die Schmerzen dann nach oder verschwinden ganz. Reflektorische Muskelverspannungen und Bewegungseinschränkungen durch die Umbauvorgänge komplettieren das Bild. Befallen sind besonders Knie- und Hüftgelenke sowie Fingergelenke und Wirbelsäule. Da der Gelenkknorpel keine eigene Blutversorgung und damit auch keine Versorgung mit Nährstoffen besitzt, ist bei einem Knorpelverschleiß die Heilungstendenz sehr schlecht.

Hausmittel

Gelenköl

Rezeptur:
$^1/_{10}$ l Johanniskrautöl mit je 1 EL von zwei oder drei der nachfolgenden Öle mischen: Eukalyptusöl, Latschenkieferöl, Lavendelöl, Rosmarin- oder Wacholderöl.
Anwendung:
Das Öl vor dem Gebrauch immer gut schütteln und das schmerzende Gelenk damit einreiben.

Gierschauflage

Rezeptur und *Anwendung:*
Pflücken Sie mehrere junge Blätter, die oft unter dem Namen „Geißfuß“ besser bekannt sind. Waschen Sie das Kraut und walken Sie es anschließend mit dem Nudelholz. Legen Sie 3–5 Schichten übereinander auf das schmerzende Gelenk. Erneuern Sie die Auflage, sobald die Blätter getrocknet sind.

Johanniskrautöl

Rezeptur:
250–300 g Johanniskrautblüten mit $^1/_2$ l Öl (z. B. Erdnuss- oder Sonnenblumenöl) in einem hellen Glas ansetzen. Stellen Sie das Öl an die Sonne und lassen Sie es reifen, bis es eine deutlich rote Farbe

annimmt. Das Glas dabei zwischendurch schütteln. Anschließend das Öl abfiltern.
Anwendung:
Äußerlich als Einreibung für das betroffene Gelenk anwenden.
Merke:
Nach der Behandlung mit Johanniskraut sollte keine direkte Sonnenbestrahlung erfolgen, da sonst Hautreizungen auftreten können.

Asthma

Symptome/Beschwerden

Bei Asthma kommt es durch eine Verengung der Atemwege zu einem Anfall von Atemnot. Die Verengung des Bronchialsystems entsteht durch eine Verkrampfung der Bronchialmuskulatur, eine Schwellung der Schleimhäute und eine vermehrte Sekretbildung derselben. Der zähe Schleim verstopft zusätzlich die Bronchien. Die Ursache liegt häufig in einer allergischen Reaktion auf verschiedene Stoffe wie z. B. Pollen, Tierhaare oder Staub. Oft besteht auch eine enge Beziehung zwischen der psychischen Verfassung des Asthmatikers und einem Asthmaanfall.
Der Asthmaanfall tritt plötzlich auf und ist mit großer Atemnot verbunden. Typischerweise ist die Ausatmung erschwert, ein Engegefühl herrscht in der Brust. Hustenanfälle begleiten den Anfall und große Angst befällt den Patienten. Der zähe Schleim muss abgehustet werden. Ein Anfall kann nur wenige Minuten dauern, bisweilen aber auch Stunden bis Tage.

Merke:

Die Behandlung von Asthma gehört immer in die Hand eines Arztes, da die Anfälle durchaus lebensbedrohlich werden können.

Hausmittel

Huflattichtee

Rezeptur und *Anwendung:*
1–2 TL Huflattichblüten pro Tasse mit heißem Wasser aufgießen und ca. 10 Minuten ziehen lassen. Danach abseihen und eventuell mit Honig gesüßt trinken.

Lungenkrauttee

Rezeptur und *Anwendung:*
2 TL getrocknetes Lungenkraut mit 1 Tasse Wasser kalt aufsetzen, nach kurzem Sieden 10 Minuten ziehen lassen, dann abseihen. Trinken Sie den Tee dreimal täglich zu den Mahlzeiten.

Warmes Armbad

Anwendung:
Tauchen Sie beide Arme bis zur Mitte der Oberarme ins Wasser. Die Wassertemperatur beträgt

je nach Verträglichkeit 36–38 Grad. Das Bad sollte höchstens 10–15 Minuten dauern.

Senfwickel

Rezeptur:
Lösen Sie unter Umrühren 15 g Senfmehl in 1 l warmem Wasser auf und tauchen Sie anschließend ein Leintuch in die Flüssigkeit.
Anwendung:
Das Leintuch gut abtropfen lassen und auf die Brust auflegen, mit einem warmen Tuch abdecken und bis zur leichten Hautrötung liegen lassen. Die Anwendungsdauer sollte maximal 30 Minuten betragen. Waschen Sie nach Abnahme des Wickels die Hautpartie sorgfältig mit warmem Wasser ab. Vorsicht! Nichts von der Flüssigkeit in die Augen bringen! Falls auch die Brustwarzen empfindlich reagieren, so können Sie den Senfwickel genauso gut auf dem Rücken auflegen, die Wirkung bleibt erhalten.
Merke:
Nur eine Anwendung am Tag!

Bauchschmerzen

Symptome/Beschwerden

Bauchschmerzen sind zumeist harmloser Natur und das Resultat eines überreizten Magens nach zu üppigem oder zu fettem Essen. Begleitet werden sie oft von Aufstoßen, Blähungen, Sodbrennen und manchmal auch Erbrechen.

Merke:

Bauchschmerzen können jedoch auch ein Anzeichen für weitaus gefährlichere Erkrankungen sein. Sind die Bauchschmerzen plötzlich aufgetreten, außerdem sehr heftig und von Fieber und Erbrechen begleitet, so sollten Sie unbedingt den Notarzt rufen!

Eine Blinddarmentzündung oder ein Darmverschluss könnten die Ursache sein. Auch eine Eierstockentzündung zeigt sich u. a. mit Bauchschmerzen, Übelkeit und Brechreiz. Die Bauchmuskulatur ist zum Schutz ständig angespannt, die Beschwerden verschlimmern sich bei Bewegung, v. a. beim Gehen. Meist tritt auch Fieber auf. Frauen sollten daher bei länger anhaltenden Bauchschmerzen auch immer ihren Frauenarzt konsultieren!

Hausmittel

Warmer Leibwickel

Rezeptur und *Anwendung:*
Der Leibwickel reicht vom unteren Rippenbogen bis etwa zur Mitte der Oberschenkel. Ein großes gefaltetes Tuch wird in warmes Wasser getaucht und nach dem Auswringen um den Leib des Patienten geschlungen. Achten Sie darauf, dass

das feuchte Tuch auf Taillenhöhe eng anliegt und sich auch nicht lockern kann. Darüber kommt ein weiterer Wickel aus dickem Wollstoff. Der Patient darf nicht auskühlen!
Tipp:
Bei jeder Art von Entzündungen dürfen keine warmen Umschläge angewendet werden.

Heublumensack

Rezeptur:
Füllen Sie einen Leinensack zu $^3/_4$ mit Heublumen, feuchten Sie diese mit etwas Wasser an und schütteln Sie die Heublumen anschließend nochmal durch. Füllen Sie einen entsprechend großen Topf etwa 10 cm hoch mit Wasser und legen Sie den Heublumensack oben auf. Dieser darf das Wasser nicht berühren! Mit dem Deckel zudecken. Bringen Sie das Wasser zum Kochen und erwärmen Sie den Sack etwa 30 Minuten lang durch den aufsteigenden Dampf.
Anwendung:
Legen Sie den Heusack noch möglichst warm auf den Leib. Vorsicht vor Verbrennungen! Um die Wärme zu halten, decken Sie den Heublumensack noch mit einem wollenen Tuch ab.

Heilerde

Rezeptur und *Anwendung:*
Besorgen Sie sich in der Apotheke Heilerde zur inneren Anwendung. Rühren Sie 1 TL Heilerde mit etwas stillem Mineralwasser oder Kräutertee

an und trinken Sie die Mischung in kleinen Schlucken. Zweimal täglich, nach dem Mittag- und Abendessen, sollten Sie die Heilerde einnehmen.

Tausendgüldenkrauttee

Rezeptur:
1–2 TL des Tausendgüldenkrauts werden in $^1/_4$ l kaltem Wasser angesetzt. Lassen Sie die Mischung dann 8 Stunden durchziehen und seihen Sie den Tee anschließend ab.
Anwendung:
Trinken Sie den Tee leicht erwärmt zu den Mahlzeiten.

Teemischung für Kinder

Rezeptur:
20 g Anis, 20 g Anserine, 20 g Angelika, 20 g Fenchel, 10 g Kamille, 10 g Kümmel. Setzen Sie 1 EL dieser Mischung mit $^1/_2$ l Wasser kalt an und erwärmen Sie den Tee langsam. 4 Minuten kochen, dann 10 Minuten ziehen lassen, abseihen und den Rest Tee aus dem Sud pressen.
Anwendung:
Verabreichen Sie halbstündlich 2 TL der warmen Teemischung.
Tipp:
Auch Rotbuschtee lindert Bauchschmerzen und Koliken bei Säuglingen. Der Tee kann mit dem Fläschchen verabreicht werden. Bei Stillkindern trinkt die Mutter den Tee und zwar mindestens 1 l am Tag (Rezeptur siehe Seite 21).

Bindehautentzündung

Symptome/Beschwerden

Zahlreiche Faktoren kommen als Auslöser für eine Bindehautentzündung in Frage. Die taschenförmige Bindehaut wird leicht durch Rauch, Staub, Wind, gechlortes Wasser oder chemische Substanzen gereizt. Auch eine allergische Reaktion, z. B. auf Pollen, oder eine Miterkrankung bei Schnupfen oder Nasennebenhöhlenentzündung ist möglich. Die Bindehautgefäße sind vermehrt mit Blut gefüllt und sehen daher gerötet aus. Damit verbunden sind auch ein Jucken und Tränen der Augen, häufig entsteht ein Gefühl der Trockenheit.

Merke:

> Es gibt eitrige Bindehautentzündungen, welche durch Bakterien verursacht werden und hochansteckend sind. Ihre Behandlung gehört unbedingt in die Hand des Facharztes!

Hausmittel

Augenbad

Rezeptur:
20 g Kornblumenblüten, 10 g Steinkleeblüten, 20 g Augentrostblüten, 10 g Spitzwegerich. Die ganze

Mischung wird 3 Minuten in $^{1}/_{10}$ l destilliertem Wasser gekocht. Lassen Sie alles 15 Minuten ziehen und filtern Sie die Mischung anschließend ab.
Anwendung:
Baden Sie die Augen in dieser Flüssigkeit oder legen Sie damit getränkte Kompressen auf.

Augentrostauflage

Rezeptur und *Anwendung:*
$^{1}/_{2}$ TL Augentrost mit 1 Tasse heißem Wasser aufgießen, 2 Minuten ziehen lassen. Nach dem Abkühlen eine Kompresse oder einen Wattebausch eintauchen und diesen auf die geschlossenen Augen legen.

Salbeiauflage

Rezeptur:
1 EL Salbeiblätter mit $^{1}/_{4}$ l heißem Wasser aufgießen und 10 Minuten ziehen lassen, den Aufguss anschließend abseihen.
Anwendung:
Kompressen in den abgekühlten Tee tauchen und auflegen.

Merke:

Entgegen der weitläufig verbreiteten Meinung ist die Kamille für eine Anwendung am Auge nicht geeignet. Ein Kamillenbad würde das Auge zusätzlich austrocknen und daher die Reizung für das ohnehin schon trockene Auge noch verstärken.

Blähungen

Symptome/Beschwerden

Blähungen entstehen durch Lufteinschlüsse im Darm, welche auf unvollständigen Verdauungsprozessen beruhen. Zum einen kann eine Unverträglichkeit bestimmter Speisen dafür veantwortlich sein, zum anderen kann der Darm aber auch auf Grund verschiedenster Erkrankungen zu vermehrter Gasbildung neigen. Die Neigung dazu ist individuell verschieden. Manche Menschen vertragen z. B. in Fett Gedünstetes oder Milch nicht. Einen geradezu legendären Ruf haben Hülsenfrüchte und Kohl. Ist bei fortgesetzten Blähungen kein Zusammenhang zu bestimmten Nahrungsmitteln herzustellen, so kann z. B. eine Magen- oder Darmschleimhautentzündung die Ursache sein. In diesen Fällen sollte unbedingt ein Arzt zur weiteren Abklärung aufgesucht werden. Die Symptomatik geht meist mit einem unangenehm aufgeblähten Bauch und mehr oder weniger faulig riechenden Darmwinden einher.
Auch wenn Sie trotz Selbstbehandlung weiter an Blähungen leiden oder wenn diese Blähungen häufig mit Sodbrennen einhergehen, müssen Sie zum Arzt gehen.

Hausmittel

Vier-Winde-Tee

Rezeptur:
30 g Pfefferminzblätter, 10 g Kümmel, 10 g Anis, 10 g Fenchel. 1 EL dieser Mischung je Tasse wird als Aufguss zubereitet.
Anwendung:
Trinken Sie dreimal täglich 1 Tasse warm, möglichst 30 Minuten vor den Mahlzeiten. Nehmen Sie den Tee in kleinen Schlucken zu sich.

Fenchelöl

Rezeptur und *Anwendung:*
Vedünnen Sie 5 Tropfen des Öls in 1 Glas warmem Wasser oder Tee und trinken Sie davon dreimal täglich jeweils nach den Mahlzeiten.
Tipp:
In gleicher Weise lässt sich auch Kümmelöl oder Anisöl anwenden.

Kümmelmilch

Rezeptur und *Anwendung:*
1 TL Kümmel wird in $^1/_4$ l Milch kurz aufgekocht. Die Milch noch warm schluckweise trinken.
Tipp:
Die Kümmelmilch sollte bei Milchunverträglichkeit nicht angewendet werden!

Blasenentzündung

Symptome/Beschwerden

Die Blasenentzündung beginnt mit drangvollen Entleerungen von kleinen Harnmengen mit brennenden, schneidenden Schmerzen in der Blasengegend und mit wundem Schmerzgefühl am Ende der Entleerung. Bei schweren Entzündungen kommen Fieber und ein allgemeines Krankheitsgefühl hinzu. Der Harn ist trübe, manchmal auch blutig verfärbt.

Merke:

Bei erhöhter Temperatur sollten Sie unbedingt einen Arzt aufsuchen, da die Entzündung aufsteigen kann und Harnleiter und Niere ebenfalls erkranken können. Es handelt sich hierbei um eine ernst zu nehmende Komplikation, bei der eine gezielte Behandlung äußerst dringend und wichtig ist!

Als Ursache für die Blasenentzündung kommen Flüssigkeitsmangel, falsche Intimhygiene oder einfach Unterkühlungen, kalte Füße und Erkältungen in Frage, wobei Bakterien den idealen Nährboden finden, um sich festzusetzen und auszubreiten. Frauen sind in der Regel häufiger betroffen als Männer, da die Harnleiter kürzer sind und die Bakterien leichter vordringen können.

Hausmittel

Trinkkur

Rezeptur und *Anwendung:*
Es ist ganz besonders wichtig, bei einer Blasenentzündung dem Körper viel Flüssigkeit zuzuführen, damit die Bakterien ausgeschwemmt werden. Trinken Sie dazu am besten ein kohlensäurearmes Mineralwasser oder spezielle Blasentees. Auf schwarzen Tee und Kaffee verzichten!

Bärentraubenauszug

Rezeptur und *Anwendung:*
1 EL sorgfältig zerkleinerte Bärentraubenblätter in 1 Tasse kaltem Wasser über Nacht gut durchziehen lassen. Bitte verwenden Sie unbedingt kaltes Wasser, da von den Blättern sonst zu viel Gerbsäure ausgeschieden wird! Danach 1 Msp. Natriumbikarbonat einrühren und trinken.

Teemischung

Rezeptur:
25 g Ackerschachtelhalm, 25 g Bärentraubenblätter, 25 g Eibischblüten, 25 g Salbeiblätter.
Anwendung:
1 EL der Kräutermischung mit 1 Tasse Wasser abkochen und dreimal täglich 1 Tasse des warmen Tees trinken.

Heublumenbad

Rezeptur und *Anwendung* siehe Seite 31.

Blutdruck, hoher (Hypertonie)

Symptome/Beschwerden

Unter Bluthochdruck versteht man die krankhafte Steigerung des Gefäßinnendruckes. Von einer echten Hypertonie spricht man bei Blutdruckwerten über 160 mm Hg systolisch (oberer gemessener Wert) und über 90 mm Hg diastolisch (unterer gemessener Wert). Oft wird die Blutdruckerhöhung nur zufällig diagnostiziert, da die Beschwerden unspezifisch sind und bagatellisiert werden. Symptome sind Kopfschmerzen, Ohrensausen, Druckgefühl im Kopf, Schwindel, Augenflimmern, Herzklopfen oder häufiges Nasenbluten. Manchmal kommen Symptome einer zugrunde liegenden Organerkrankung hinzu. Die nachfolgenden Hausmittel sowie eine entsprechende Umstellung der Lebensgewohnheiten können viel zu einer Senkung des Blutdruckes beitragen.

Merke:

> Da bei einer länger bestehenden Hypertonie die Gefahr von Spätkomplikationen sehr hoch ist und v. a. Schäden am Gefäßsystem entstehen, sollten Sie auch einen Arzt konsultieren.

Hausmittel

Brennnesseltee

Rezeptur:
Gießen Sie 1 TL Brennnesselkraut pro Tasse mit kochendem Wasser auf und lassen Sie den Tee 5–10 Minuten zugedeckt ziehen.
Anwendung:
Trinken Sie etwa 1 l Tee über den Tag verteilt.

Knoblauchtinktur

Rezeptur:
10 geschälte und zerkleinerte Knoblauchzehen werden mit $^{1}/_{10}$ l 40-prozentigem Korn angesetzt. Die Mischung 1–2 Wochen stehen lassen, dann durch einen Kaffeefilter abseihen.
Anwendung:
20–25 Tropfen werden drei- bis viermal am Tag eingenommen.

Blutdrucksenkender Tee

Rezeptur:
20 g Baldrianwurzel, 20 g Weißdornblüten, 20 g Olivenblätter, 20 g Misteln, 20 g Rauwolfiawurzel.
Anwendung:
Aus 1 EL der Mischung bereiten Sie 1 Tasse Tee als Aufguss, den Sie morgens und abends warm trinken.

Teemischung bei nervös bedingtem Bluthochdruck

Rezeptur:
40 g Johanniskraut, 30 g Schafgarbe, 25 g Melissenblätter, 5 g Arnikablüten.
Anwendung:
Geben Sie 1 EL dieser Mischung in 1 Tasse Wasser und lassen Sie sie 5 Minuten lang kochen. Trinken Sie den Tee schluckweise über den Tag verteilt.

Tipp:

Unterstützen Sie die Behandlung durch eine geregelte Lebensführung und Maßnahmen wie körperliche Bewegung, Verzicht auf Alkohol und Nikotin, kochsalzarme Diät und Reduzierung von Übergewicht.

Blutdruck, niedriger (Hypotonie)

Symptome/Beschwerden

Unter Hypotonie versteht man einen dauerhaften Abfall des Blutdrucks auf Werte unter 105/60 mm Hg. Die Symptome für einen zu niedrigen Blutdruck sind u. a. Müdigkeit, Konzentrationsschwäche, Frösteln, Schwindel, Herzklopfen und Schweißausbrüche. Manchmal kommt es zu einer so genannten „orthostatischen Dysregulation“ mit Schwindel und Schwarzwerden vor den Augen, besonders beim Aufstehen oder nach längerem Stehen, häufig auch in überfüllten Räumen mit schlechter Luft. Als Ursachen können Bewegungsmangel, zu geringe Flüssigkeitszufuhr, auch Schlafmangel angeführt werden.

Hausmittel

Rosmarinbad

Rezeptur und *Anwendung:*
50 g Rosmarinblätter mit $^1/_2$ l Wasser als Aufguss zubereiten und einem Vollbad zusetzen.

Trockenbürsten

Anwendung:
Man benützt zur Massage mit der Bürste entsprechende Handbürsten oder rauhe Lappen – für den Rücken Bürsten mit entsprechend langem Stiel. An Armen und Beinen streichen Sie immer in Richtung Herz, auf Brust und Rücken von innen nach außen, auf dem Bauch können Sie mit kleinen Kreisbewegungen massieren. Nehmen Sie sich morgends 10 Minuten Zeit und führen Sie die Bürstungen gleich nach dem Aufstehen durch, am besten bei geöffnetem Fenster.
Tipp:
Wenn Sie das Trockenbürsten nicht ständig anwenden, ist der Gewöhnungseffekt geringer und der Körper reagiert in diesem Falle entsprechend stärker auf den Reiz.

Gerstenbrei

Rezeptur und *Anwendung:*
Mischen Sie gemahlene Gerstenkörner mit Wasser zu einem dünnen Brei, den Sie 8 Stunden quellen lassen. Geben Sie dem Brei etwas Zitronensaft zu und mischen Sie ihn je nach Geschmack mit frischem Obst, Gemüse oder Joghurt.

Bluterguss

Symptome/Beschwerden

Bluterguss oder Hämatom nennt man einen Blutaustritt aus den Gefäßen unterhalb des Hautgewebes. Ursache ist meist eine äußere Gewalteinwirkung, die zur Zerstörung der betroffenen Gefäße führt wie z. B. ein Stoß oder Schlag. Der Bluterguss äußert sich in einer oftmals massiven Schwellung zusammen mit einer bläulichen Verfärbung der Haut. Dieser „blaue Fleck“ verwandelt sich auf Grund des Abbauvorganges des roten Blutfarbstoffes langsam in eine grünlich gelbbraune Stelle. Spannungsgefühl und eine große Druckempfindlichkeit sind weitere Kennzeichen.

Hausmittel

Kühlung

Die sofortige Kühlung des betroffenen Hautareales kann für gewöhnlich eine starke Schwellung

verhindern, da die Blutgefäße sich schließen. Auch der Schmerz wird dadurch gelindert.
Rezeptur und *Anwendung:*
Falls möglich, halten Sie das betroffene Körperteil sofort unter fließendes, kaltes Wasser. Danach können Sie eine mit Eiswürfeln gefüllte Plastiktüte auflegen. Zwischen Tüte und Haut sollten Sie ein Handtuch legen, um eine zu starke Unterkühlung der Haut zu vermeiden. Auch fertige Kompressen (Kalt-Warm-Kompressen), die Sie in der Apotheke besorgen können, sind in diesem Falle hilfreich. Ganz wichtig ist, die betroffene Stelle ausreichend lange zu kühlen, damit die Wirkung eintritt.

Kompressionsverband

Rezeptur und *Anwendung:*
Um die Schwellung möglichst gering zu halten, ist das Anlegen eines Kompressionsverbandes, am besten noch vor dem Kühlen, eine wichtige Maßnahme. Da das fachgerechte Wickeln nicht ganz einfach ist, lassen Sie es sich am besten einmal von Ihrem Hausarzt zeigen.

Essigsaure Tonerde

Rezeptur und *Anwendung.*
Die essigsaure Tonerde können Sie in der Apotheke kaufen. Tränken Sie ein kleines Leinentuch oder eine große Mullkompresse damit und legen sie diese auf das verletzte Körperteil. Das Ganze luftdurchlässig mit einem Verband umwickeln, der mehrmals gewechselt wird.

Beinwellumschlag

Rezeptur:
200 g geschälte Beinwellwurzeln werden 30 Minuten in einem $^1/_2$ l Wasser gekocht.
Anwendung:
Tauchen Sie Mullkompressen in die Flüssigkeit und legen Sie diese noch heiß auf die verletzte Stelle.
Tipp:
Sie können die Wurzeln auch zu einem Brei verkochen und diesen noch heiß auflegen.

Bronchitis

Symptome/Beschwerden

Bei der Bronchitis handelt es sich um eine Schädigung der Schleimhaut der Luftwege. Entzündungen an den Bronchien können in akuter oder chronischer Form auftreten. Häufig ist die Erkrankung die Folge einer verschleppten Erkältung mit nachfolgender Bakterienbesiedlung der Schleimhaut. Diese schwillt an, produziert vermehrt Schleim und behindert so die Atmung. Außerdem wird die Funktion des Flimmerepithels, Schadstoffe wieder nach draußen zu transportieren, eingeschränkt. Die Patienten klagen über Husten, Auswurf und einen brennenden Schmerz hinter dem Brustbein. Der Husten ist anfangs sehr trocken und stechend, später lockerer und der Schleim lässt sich abhusten. Oft wird die Bronchitis von Fieber begleitet, das aber nicht zu lange anhalten sollte. Zudem kann Bronchitis u. a. in Folge länger einwirkender chemischer Reize auftreten.

Merke:

Mit einer Bronchitis, die länger als zwei Wochen andauert, sollten Sie unbedingt einen Arzt aufsuchen, um zu verhindern, dass sie in eine chronische Form übergeht! Ein Fortschreiten der Erkrankung bzw. der Übergang in eine Lungenentzündung muss unbedingt vermieden werden.

Hausmittel

Inhalationen

Rezeptur:
Nehmen Sie einen ausreichend großen Topf und bringen Sie 3–4 l Wasser zum Kochen. In das heiße Wasser geben Sie 2 EL Kamillenblüten und 2 EL Thymiankraut.
Anwendung:
Lassen Sie Wasser und Kräuter etwa 10 Minuten ziehen, dann beugen Sie sich über den Dampf und legen ein großes Handtuch oder eine Decke über sich. Kopf und Oberkörper sollten bedeckt sein. Atmen Sie tief ein und aus; die aufsteigende Wärme sollte für Sie angenehm sein und nicht in den Atemwegen oder im Gesicht brennen. Inhalieren Sie etwa 15 Minuten lang. Anschließend sollten Sie für Ruhe und Wärme sorgen.
Merke:
Gehen Sie bei kalter Luft auf keinen Fall ins Freie!

Inhaliertee

Rezeptur:
50 g Pfefferminzblätter, 40 g Schlüsselblumen, 30 g Sauerampferwurzel, 20 g Zinnkraut. Mischen Sie die Kräuter und geben Sie 2 EL davon in heißes, gerade nicht mehr kochendes Wasser. Kurz ziehen lassen.
Anwendung:
Desweiteren gehen Sie wie oben bei Inhalationen beschrieben vor.

Ansteigendes Kräuterfußbad

Rezeptur:
8 TL Thymiankraut, 8 TL Schachtelhalm mit 1 l kochendem Wasser aufgießen. 10 Minuten ziehen lassen, dann abseihen.
Anwendung:
Schütten Sie den Kräutersud in eine kleine Wanne. Mischen Sie diesen mit kaltem Wasser, bis er eine Temperatur von 33 Grad erreicht hat. Die Füße in die Wanne stellen und langsam heißes Wasser zugeben. Steigern Sie die Temperatur langsam auf 42 Grad. Danach die Füße gut abtrocknen und mit dicken Socken warm halten. Ruhen Sie nach einem solchen Fußbad immer ein wenig aus.

Rettichsirup

Rezeptur:
Waschen und putzen Sie einen schwarzen Rettich und schneiden Sie ihn in dünne Scheiben. Mit

Kandiszucker bestreuen und zugedeckt stehen lassen. Nach 5– 6 Stunden bildet sich ein Sirup.
Anwendung:
Den Sirup über den Tag verteilt einnehmen.

Thymianbad

Rezeptur:
100 g getrocknete Thymianblättchen mit 2 l kochendem Wasser aufgießen und 10 Minuten ziehen lassen. Die Blättchen leicht ausdrücken und die Flüssigkeit abseihen.
Anwendung:
Geben Sie die gesamte Flüssigkeit dem heißen Badewasser zu.

Senfwickel

Rezeptur und *Anwendung* entnehmen Sie bitte dem Kapitel „Asthma“, Seite 37.

Durchblutungsstörungen

Symptome/Beschwerden

Arterielle Durchblutungsstörungen können an den Extremitäten, aber auch an verschiedenen anderen Organen auftreten. Durch die mangelhafte Gewebedurchblutung kommt es zu Störungen und Funktionsbehinderungen der betroffenen Organe. Da ein akuter, plötzlich auftretender Verschluss von Gefäßen in der Regel verheerende Folgen nach sich zieht, beispielsweise einen Herzinfarkt, ist eine Abklärung durch den Arzt absolut unerlässlich. Funktionelle Gefäßschwächen, die häufig insbesondere die unteren Extremitäten betreffen, lassen sich jedoch gut unterstützend behandeln. Typische Beschwerden sind hierbei u. a. kalte blaue Finger und Zehen sowie Krämpfe.

Merke:

> Organische Ursachen einer Durchblutungsstörung sollten immer vom Arzt abgeklärt werden.

Hausmittel

Knieguss

Rezeptur und *Anwendung:*
Beginnen Sie mit dem rechten Bein und wandern Sie mit dem kalten Wasserstrahl von der Ferse aus seitlich außen hoch bis zur Kniekehle, dann an der Innenseite zurück zur Ferse. Anschließend führen Sie den Wasserstrahl von den Zehen aus an der Außenseite des Beines hoch zum Knie und an der Innenseite zurück.
Merke:
Achten Sie bitte darauf, dass Sie das Schienbein nicht begießen, da die Knochenhaut hier sehr empfindlich ist und zu stark gereizt werden könnte.

Schenkelguss

Rezeptur und *Anwendung:*
Der Schenkelguss verstärkt die Wirkung des Kniegusses und reicht hoch bis zur Hüfte. Die Ausführung ist dieselbe wie beim Knieguss.
Tipp:
Alle Güsse regelmäßig durchführen.

Durchfall

Symptome/Beschwerden

Unter Durchfall oder Diarrhö versteht man dünne, wässrige, manchmal blutig schleimige, häufig hintereinander abgesetzte Stühle. Begleitet wird der Durchfall oft von Leibschmerzen, aufgetriebenem Bauch und Übelkeit. Die Ursache ist in der Regel die Entzündung der Darmschleimhaut, z. B. bei einer Darmgrippe, einer Lebensmittelunverträglichkeit oder einer Allergie auf bestimmte Stoffe. Schwerwiegende Erkrankungen sind bei einem länger anhaltenden Durchfall unbedingt auszuschließen. Auch bei Blut im Stuhl ist der Gang zum Arzt dringend erforderlich.

Hausmittel

Bei der Behandlung akuter Durchfallerkrankungen versucht der Laie für gewöhnlich, den Durchfall mit irgendwelchen Mitteln sofort zu stoppen und den Darm zu stopfen. Man sollte aber nicht vergessen, dass der Darm ein Ausscheidungsorgan ist und der Durchfall dient dazu, unsere Ausscheidung zu beschleunigen. Der Körper schaltet hierzu ein Selbsthilfeprogramm ein, das durch Stopfen, ganz gleich auf welche Weise es erfolgt, jäh unterbrochen wird. Erst bei hartnäckigen Durchfällen sollte etwas unternommen werden, damit der Körper nicht zu viel Flüssigkeit verliert.

Merke:

> Viel trinken! Das Gefährliche am Durchfall ist der oft unterschätzte, sehr hohe Flüssigkeitsverlust. Damit also der Kreislauf stabil bleibt, sollten Sie viel trinken. Am besten geeignet ist stilles Mineralwasser oder Tee (Kamillen-, Pfefferminz-, Fencheltee).

Dampfkompresse

Rezeptur und *Anwendung:*
Nehmen Sie ein größeres Tuch (z. B. ein altes Betttuch) und falten Sie dieses achtfach. Tauchen Sie es in kochend heißes Wasser und wringen Sie es in einem Frottiertuch aus. Prüfen Sie die verbliebene Wärme mit dem Handrücken und legen Sie das Tuch anschließend direkt auf den Bauch. Mit einem Handtuch oder einer Wolldecke abdecken.
Tipp:
Achten Sie darauf, dass auch der restliche Körper nicht auskühlt.

Getrocknete Heidelbeeren

Rezeptur:
1 EL getrocknete Beeren auf 1 Tasse Wasser geben. Aufkochen, kurz durchziehen lassen und dann abseihen.
Anwendung:
Der Tee wirkt stopfend und sollte daher erst bei länger anhaltendem Durchfall getrunken werden.

Brombeerblättertee

Rezeptur:
3 TL Brombeerblätter mit $^1/_2$ l kochendem Wasser aufgießen und das Ganze ca. 10 Minuten zugedeckt ziehen lassen.
Anwendung:
Über den Tag verteilt mehrere Tassen trinken.

Erbrechen

Symptome/Beschwerden

Beim Erbrechen ziehen sich die Muskeln von Magen, Zwerchfell und Bauch kräftig zusammen, sodass der Mageninhalt nach oben gedrückt und nach außen entleert wird. Häufig ist die Ursache für Erbrechen lediglich der Genuss eines verdorbenen oder unbekömmlichen Lebensmittels, manchmal jedoch kann es auch Symptom einer schwerwiegenden Erkrankung sein. Legt sich der Brechreiz nach „Entledigung" der unbekömmlichen Speise, so ist die Ursache damit beseitigt und der Magen

beruhigt sich wieder. Bleibt der Brechreiz bestehen, so sollten Sie unbedingt einen Arzt aufsuchen.
Auch wenn das Erbrochene eine ungewohnte Färbung (beispielsweise eine schwarze Färbung, die durch geronnenes Blut entsteht) aufweist, so muss die Ursache abgeklärt werden.

Hausmittel

Besonders wichtig ist es, den Flüssigkeitsverlust auszugleichen. Wie schon beim Durchfall betont, sollten Sie unbedingt die verlorene Flüssigkeit dem Körper wieder zuführen. Am besten eignet sich hierzu Pfefferminztee.

Haferschleimsuppe

Rezeptur:
20 g Haferflocken in $^{1}/_{4}$ l Wasser aufkochen.
Anwendung:
Ersetzen Sie eine Mahlzeit durch die Haferschleimsuppe.

Erkältung

Symptome/Beschwerden

Bei den so genannten „Erkältungen“ handelt es sich meistens um Infektionen der oberen Luftwege durch Viren. In der kalten Jahreszeit kommt es öfter zu Erkältungen durch Unterkühlung und allgemeine Abwehrschwäche. Hals-, Nasen- und Rachenschleimhäute werden angegriffen und reagieren mit vermehrter Schleimbildung. Die Nase läuft, der Hals ist rauh und schmerzt, leichter Husten schafft Erleichterung. Falls schwerwiegendere Symptome hinzutreten wie beispielsweise Kreislaufstörungen, Übelkeit und Atemprobleme bzw. die Erkältung sich nicht bessert, dann sollten Sie einen Arzt aufsuchen.

Hausmittel

Lindenblütentee

Rezeptur:
1 bis 2 TL Lindenblüten pro Tasse mit kochendem Wasser aufgießen und den Tee 10 Minuten ziehen lassen.
Anwendung:
Den Lindenblütentee trinken Sie am besten während oder nach einem heißen Bad. Anschließend sollten Sie sich gut zugedeckt ins warme Bett legen und kräftig nachschwitzen.

Apfel-Honig-Wasser

Rezeptur:
5 mittelgroße Äpfel mit der Schale in kleine Würfel schneiden. Verwenden Sie hierzu eine möglichst natürlich angebaute Apfelsorte! Gießen Sie die

Äpfel mit 1 l kochendem Wasser auf und lassen Sie alles 1 Stunde ziehen. Die Mischung sollte auf 40 Grad abkühlen. Danach abseihen, den frisch gepressten Saft von 2 Zitronen zugeben und mit einigen Löffeln Honig süßen.
Anwendung:
Mehrmals täglich 1 Tasse trinken. Dieser Tee ist auch zur Vorbeugung gegen Erkältung anzuwenden.

Zwiebelerkältungstrank

Rezeptur:
$^1/_2$ Zwiebel klein schneiden, mit Milch aufgießen und kurz aufkochen lassen. Mit Honig süßen.
Anwendung:
Am besten vor dem Schlafengehen trinken.

Kamillenkopfdampfbad

Rezeptur und *Anwendung* entnehmen Sie bitte dem Abschnitt „Inhalationen“ im Kapitel „Bronchitis“, Seite 54.

Fieber

Symptome/Beschwerden

Fieber ist keine eigenständige Erkrankung, sondern immer Begleiterscheinung einer anderen, mehr oder weniger gefährlichen Erkrankung. Fieber, im Rahmen einer Erkältung, können Sie sehr gut mit Hausmitteln behandeln. Treten jedoch andere

Symptome wie z. B. unklare heftige Bauchschmerzen oder Schmerzen in der Nierengegend hinzu, so sollten Sie unbedingt und unverzüglich einen Arzt aufsuchen.

Von Fieber spricht man bei einer Erhöhung der Körpertemperatur über 38 Grad. Der Patient fühlt sich heiß an, v. a. auf der Stirn. Das Gesicht ist zumeist gerötet und der Erkrankte schwitzt. Bei sehr hohem Fieber kommt es sehr häufig auch zu Schüttelfrost.

Fieber ist ein Abwehrmechanismus unseres Körpers, mit Hilfe dessen eingedrungene Viren oder Bakterien bekämpft werden. Der Organismus schafft die notwendige Arbeitstemperatur für das Immunsystem, um schnell und effektiv arbeiten zu können. Aus diesen Gründen sollten Sie Fieber nicht im Anfangsstadium bekämpfen, da Sie dann die Arbeit Ihres Immunsystems behindern. Auch ist ein kurzes hohes Fieber für unseren Körper „gesünder" und leichter verträglich als eine länger anhaltende „leicht erhöhte Temperatur". Eingreifen sollten Sie erst dann, wenn das Fieber über einen längeren Zeitraum 40 Grad übersteigt oder Verwirrheitszustände, so genannte Fieber-Delirien, auftreten. Horchen Sie in Ihren Körper hinein und versuchen Sie, seine „Zeichen" zu deuten:

- Fieber drosselt unseren Appetit, damit keine Kraft für Verdauungsarbeit verloren geht – verzichten Sie also guten Gewissens auf Essen.

- Fieber macht müde – also gönnen Sie sich den wohlverdienten Schlaf.

- Fieber senkt die Konzentrationsfähigkeit, also versuchen Sie erst gar nicht, zu geistiger Hochform aufzulaufen.

- Durch Schwitzen entzieht Fieber dem Körper Flüssigkeit. Trinken Sie also regelmäßig und viel, jedoch nichts Kaltes.

Hausmittel

Fiebertrunk

Rezeptur:
$^1/_8$ l Milch, $^1/_4$ l Wasser, $^1/_8$ l Weißwein, 125 g Zucker. Die Mischung kurz aufkochen und anschließend 6 EL frischen Zitronensaft zugeben.
Anwendung:
Mehrmals am Tag 1 Tasse des fiebersenkenden Tees trinken.

Fiebersenkender Tee

Rezeptur:
10 g Enzianwurzel, 10 g Tausendgüldenkraut, 10 g Schafgarbe, 10 g Stechpalmenblätter, 60 g Weidenrinde. 1 EL der Mischung in kaltem Wasser ansetzen, 20–30 Minuten kochen, die Pflanzen auspressen und den Tee abseihen.
Anwendung:
Ein- bis dreimal täglich 1 Tasse in kleinen Schlucken noch warm trinken.

Essigstrümpfe

Rezeptur und *Anwendung:*
Tauchen Sie Baumwollsocken in kaltes Wasser, dem ein Schuss Essig zugesetzt wurde. Nach kräftigem Auswinden ziehen Sie die noch feuchten Strümpfe über die warmen Füße, sodass sie bis zu den Knien reichen. Darüber ziehen Sie möglichst dicke, wollene Strümpfe. Eine Wärmflasche vor die Fußsohlen oder zwischen die Unterschenkel beschleunigt die Wirkung noch auf Grund einer stärkeren Durchblutung und einer höheren Wärmeentwicklung.
Merke:
Diese Anwendung sollte nicht bei kalten Füßen durchgeführt werden! Die Füße also zuvor ein wenig anwärmen.

Wadenwickel

Rezeptur und *Anwendung:*
Der Wadenwickel reicht von der Kniekehle bis über den Knöchel. Ein Handtuch oder ein mehrfach zusammengelegtes Leintuch in kaltes Wasser tauchen, auswringen und um die Waden wickeln. Die Wickel dann mit einem weiteren, trockenen Tuch umhüllen. Die Wadenwickel sind immer an beiden Waden anzuwenden und sollten, sobald sie warm geworden sind – was in der Regel nach 5–10 Minuten der Fall ist –, erneuert werden. Nach etwa 20 Minuten die Beine dann sorgfältig trocken reiben. Achten Sie darauf, dass der Patient während der gesamten Anwendungsdauer auf keinen Fall fröstelt oder gar friert!

Furunkel

Symptome/Beschwerden

Der Krankheitsprozess geht von einem infizierten Haarbalg aus, dessen Entzündung ins Unterhautzellgewebe vordringt. Es erfolgt eine heftige Gefäßreaktion, in deren Verlauf die weißen Blutkörperchen auswandern und Schwellung, Rötung und Wärmebildung auftreten. Bald kommt es zu einer eitrigen Abgrenzung und schließlich zur Einschmelzung. Das Furunkel „geht auf", d. h. es stößt den eitrigen Pfropfen aus und die Reaktion klingt ab. Der Eiter mündet dann nach außen an die Hautoberfläche. Die Furunkelknoten können sogar Pflaumengröße erreichen und recht tief im Gewebe liegen, bis sie nach einiger Zeit ihren Eiter an der Hautoberfläche entleeren.

Merke:

Die Neigung, Furunkel auszubilden, steht meist in Zusammenhang mit einer Schwäche des Immunsystems, dann gilt es im Rahmen einer naturheilkundlichen Behandlung auch das Abwehrsystem zu kräftigen.

Hausmittel

Wundauflage

Rezeptur:

50 g Salbeiblätter, 30 g Goldrutenkraut, 20 g Hirtentäschelkraut. 1 EL der Pflanzenmischung in

einer Tasse kaltem Wasser ansetzen und 20–30 Minuten abkochen. Danach die Abkochung gründlich auspressen und durch ein Sieb abgießen.
Anwendung:
Die Abkochung können Sie als Wundauflage benutzen. Dazu eine Mullkompresse in der Lösung tränken und auf das Furunkel auflegen.

Bockshornkleeauflage

Rezeptur und *Anwendung* entnehmen Sie bitte dem Kapitel „Abszess“, Seite 19.

Antiseptische Wundauflage

Rezeptur:
20 g Arnikablüten, 20 g Johanniskraut, 20 g Kamillenblüten, 20 g Seifenkraut, 20 g Thymian. 1–2 EL dieser Mischung mit heißem Wasser aufgießen, ziehen lassen und abseihen.
Anwendung:
Die lauwarme oder erkaltete Lösung können Sie für Auflagen und Verbände benutzen. Die Kompresse mit der Lösung öfters erneut durchtränken, wenn sie getrocknet ist.

Fußpilz

Symptome/Beschwerden

Die in heutiger Zeit sehr häufig vorkommenden Fußpilzerkrankungen gehören zur Gruppe der

Hautpilzerkrankungen und werden meist durch Fadenpilze hervorgerufen. Sie lieben die Feuchtigkeit, deshalb ist v. a. in Schwimmbädern und Saunen Vorsicht geboten. Allerdings ist nicht jeder gleichermaßen anfällig für Pilzerkrankungen. Auch das Hautmilieu muss gestört sein, um den Pilzen eine Chance zum Wachstum zu geben. Fußschweiß und stets geschlossene Schuhe bieten den Pilzen ideale Lebensbedingungen. Wechseln Sie daher so oft wie möglich Ihr Schuhwerk und tragen Sie trockene Socken aus natürlichen Garnen, keine Nylonstrümpfe!

Merke:

Wenn der Fußpilz nicht verschwindet und juckende Bläschen oder Schmerzen auftreten, sollten Sie zur Abklärung unbedingt einen Arzt konsultieren.

Hausmittel

Backpulverpaste

Rezeptur und *Anwendung:*
Verrühren Sie etwas Backpulver mit lauwarmem Wasser und tragen Sie die Paste auf die betroffenen Stellen auf. Nach dem Eintrocknen abspülen, die Füße gut abtrocknen, auch zwischen den Zehen, und frische Socken anziehen.

Fußbad mit Salbei

Rezeptur:
5 EL Salbeiblätter in eine Fußwanne geben und mit etwa 2 l heißem Wasser aufgießen.
Anwendung:
Lassen Sie das heiße Wasser abkühlen, bis die Temperatur angenehm ist und tauchen Sie die Füße in das Kräuterbad. Baden Sie die Füße zweimal täglich. Hinterher gut abtrocknen und frische Socken anziehen.
Merke:
Haben Sie den Fußpilz nur an einem Fuß, dann auf keinen Fall beide Füße ins Wasser stellen, da Fußpilz ansteckend ist und Sie ihn auf diese Weise selbst vom einen auf den anderen Fuß übertragen könnten!

Tipp:

> Auch Honig, zu einer Salbe verarbeitet, unterstützt den Heilungsprozess von Pilzerkrankungen und anderen Hautleiden wie Ekzeme oder Flechten.

Gallenblasenentzündung

Symptome/Beschwerden

Die Gallenblasenentzündung entsteht häufig durch eine Entzündung der Gallengänge, die dann zur

Gallenblase aufsteigt. Oftmals steht sie mit einem Gallensteinleiden in Verbindung. Bei der Gallenblasenentzündung wird zwischen einer akuten und einer chronischen Form unterschieden. Die Symptome sind in der Regel Schmerzen im rechten Oberbauch, die in den Rücken oder in die rechte Schulter ausstrahlen. In vielen Fällen ist die Gallenblase tastbar vergrößert.

Merke:

Verläuft die Gallenblasenentzündung mit höherem Fieber, sollten Sie sich unbedingt an einen Arzt wenden.

Hausmittel

Heublumensack

Rezeptur und *Anwendung* entnehmen Sie bitte dem Kapitel „Bauchschmerzen", Seite 39.

Frischer Rettichsaft

Rezeptur und *Anwendung:*

Beginnen Sie die Kur mit 100 g Rettichsaft täglich, den Sie am besten roh auf nüchternen Magen trinken. Steigern Sie die Menge dann nach und nach auf 300 g täglich. Bei Abklingen der Krankheitssymptome können Sie die Menge sukzessive wieder auf das normale Maß reduzieren. Um eine optimale Wirkung zu erzielen, sollten Sie die Saftkur dennoch in jedem Falle 14 Tage lang durchführen.

Kurkumatee

Rezeptur:
$^1/_2$ TL Kurkumapulver mit 1 Tasse kochend heißem Wasser aufgießen. Den Tee 5 Minuten zugedeckt ziehen lassen, anschließend abseihen.
Anwendung:
2–3 Tassen pro Tag getrunken regt die Entleerung der Gallenblase an.

Gallenblasenfunktionsschwäche

Symptome/Beschwerden

Eine Funktionsschwäche der Gallenblase findet sich oftmals bei Frauen, die häufig auch andere Anzeichen einer vegetativen Störung zeigen. Zum einen kann die Gallenblase zwar ausreichend gefüllt, aber sehr schmal und schlaff sein; zum anderen kann eine ungenügende Produktion von Gallenflüssigkeit vorliegen. Symptome sind u. a. Fettunverträglichkeit, Blähungen, Völlegefühl mit Druck im Oberbauch, Bauchkrämpfe und Wechsel zwischen Verstopfung und Durchfall.

Hausmittel

Tee zur Anregung des Gallenflusses

Rezeptur:
20 g Löwenzahnwurzel, 20 g Pfefferminzblätter, 15 g Wundklee, 15 g Enzianwurzel, 10 g Rhabarber,

10 g Wegwartewurzel, 10 g Schafgarbe. 1 EL der Kräutermischung auf 1 Tasse Wasser geben und ca. 15 Minuten abkochen. Den Tee anschließend abseihen.
Anwendung:
Zweimal täglich $^1/_2$–1 Tasse 30 Minuten vor dem Essen trinken.

Tee zur Anregung der Gallenbildung

Rezeptur:
10 g Faulbaumrinde, 20 g Löwenzahnwurzel, 30 g Odermennigkraut, 40 g Pfefferminzblätter. 1 EL der Mischung mit 1 Tasse heißem Wasser aufgießen, 10 Minuten ziehen lassen.
Anwendung:
$^1/_2$–1 Tasse vor jeder Mahlzeit trinken.

Gallensteine

Symptome/Beschwerden

Gallensteine entstehen aus Gallenflüssigkeit, die sozusagen „steinig“ geworden ist, da durch eine Stauung die Flüssigkeit nicht oder nur unzureichend abfließen kann. Chronische Verstopfung, überwiegend sitzende Lebensweise mit Bewegungsmangel, chronische Magen- und Darmentzündungen und eiweißreiches, säureüberschüssiges Essen fördern die Stauung in den Gallengängen. Anfangs bildet sich Gallengrieß, später fallen die Gallensteine aus, bestehend aus Cholesterin und Kalk.

Solange die Steine ruhig in der Gallenblase liegen, machen sie gewöhnlich keine Beschwerden, wenn nicht gleichzeitig eine Entzündung besteht. Erst wenn der Stein die Gallenblase oder die Gallengänge verschließt, kommt es zu einem unterschiedlich heftigen, krampfhaften Schmerzanfall.

Starke Schmerzen strahlen von der Leber aus nach links in den Oberbauch, in den Rücken und v. a. in die rechte Schulter hinein. Die Symptome werden häufig begleitet von Erbrechen, Fieber und einer so genannten „Abwehrspannung" der Bauchdecke. Kommt es zu einem großen Gallenstau mit Gelbsucht, d. h. mit gelblicher Haut und gelber Färbung der Augen, so müssen Sie unverzüglich einen Arzt rufen. Fieber ist dabei immer ein untrügliches Zeichen für eine stärkere Entzündung.

Merke:

Bei der Gallenkolik verbietet sich jede Nahrungsaufnahme, da dies die Kolik noch verschlimmern würde.

Hausmittel

Heiße Wickel

Rezeptur und *Anwendung:*
Bei einer akuten Gallenkolik helfen heiße Wickel die Koliken bis zum Eintreffen des Arztes zu lindern.

Anwenden können Sie z. B. die Leinsamenauflage (Kapitel „Abszess“, Seite 19), den warmen Leibwickel oder den Heublumensack (Kapitel „Bauchschmerzen“, Seite 38, 39).

Brennnesseltee mit Milch

Rezeptur und *Anwendung:*
Gießen Sie 1 TL Brennnesselkraut mit 1 Tasse kochender Milch auf. Die Mischung ca. 10 Minuten zugedeckt durchziehen lassen. Trinken Sie von dem Tee morgens und abends je 1 Tasse.

Löwenzahnabkochung

Rezeptur:
Setzen Sie 6 gehäufte TL Löwenzahn (Kraut und Wurzel) mit 1 l kaltem Wasser an und lassen Sie die Mischung 1 Stunde ziehen. Anschließend die Mischung aufkochen und nochmals 15 Minuten ziehen lassen, dann abseihen.
Anwendung:
Über den Tag verteilt in kleinen Portionen trinken.

Gastritis

Symptome/Beschwerden

Die Gastritis oder Magenschleimhautentzündung kann entweder akut oder aber auch chronisch verlaufen. Verdorbene Speisen, zu umfangreiches und zu hastiges Essen oder zu viel Alkohol und

Nikotin können eine akute Magenschleimhautentzündung hervorrufen. Erst vor kurzem entdeckten Mediziner bei der chronischen Gastritis die Bakterie „Helicobacter pylori", welche die Magenwände angreift. Nicht zu unterschätzen ist der Zusammenhang zwischen Stress und psychischen Belastungen und der Entzündung der Magenwände. Typische Magenkranke sind Menschen, die ihren Ärger und Aggressionen förmlich in sich „hineinfressen". Überforderung und Verantwortungsdruck schlagen ebenso auf den Magen wie Ängste und ein Mangel an Geborgenheit.

Kennzeichnend für den Kranken ist, dass er nur sehr wenig essen kann, nach ein paar Bissen schon über Völlegefühl klagt und meist appetitlos ist. Sodbrennen und saures Aufstoßen gehören ebenso zum Krankheitsbild wie Magenkrämpfe, Übelkeit, Erbrechen, Schmerzen im Oberbauch, Durchfall oder Verstopfung und eine belegte Zunge mit schlechtem Geschmack.

Merke:

Bei einer bereits chronischen Entzündung der Magenschleimhaut, bei der auch mit den nachfolgenden Hausmitteln keine Besserung erzielt wird, sollten Sie unbedingt einen Arzt aufsuchen. Denn die Krankheit kann u. U. weiter fortschreiten und schließlich auch noch die Magenwände aggressiv angreifen.

Hausmittel

Blutwurztee

Rezeptur:
2 EL der getrockneten und sorgfältig zerkleinerten Wurzel in $^{1}/_{2}$ l Wasser 5 Minuten kochen und kurz ziehen lassen.
Anwendung:
Da der Tee sehr bitter ist, sollten Sie ihn löffelweise über den ganzen Tag verteilt trinken.

Magentee

Rezeptur:
20 g Brombeerblätter, 20 g Kamillenblüten, 20 g Odermennigkraut, 20 g Pfefferminzblätter, 20 g Salbeiblätter. 1 EL der Mischung in 1 Tasse geben und mit heißem Wasser aufbrühen, kurz ziehen lassen und abseihen.
Anwendung:
Dreimal täglich 30 Minuten vor den Mahlzeiten in kleinen Schlucken trinken.

Kamillenblütenöl

Rezeptur:
200–250 g Kamillenblüten in $^{1}/_{2}$ l Speiseöl (sehr gut geeignet ist z. B. Erdnussöl) langsam erhitzen. Das Öl darf nicht zu dampfen beginnen! Nach dem Erhitzen etwa 2 Stunden abkühlen lassen und den Vorgang noch zwei- bis dreimal wiederholen.

Anschließend abseihen und in eine dunkle Flasche füllen.
Anwendung:
Nehmen Sie mehrmals am Tag 1–2 TL des Öls ein.

Gerstenkorn

Symptome/Beschwerden

Beim Gerstenkorn kommt es zur Verstopfung einer Wimperntalgdrüse, Bakterien verursachen schließlich eine eitrige Entzündung der Drüse. Die Infektion kann mit heftigen Schmerzen und einer Schwellung der benachbarten Lymphdrüsen verlaufen. Typische Beschwerden sind juckende, brennende, tränende Augen, entzündliche Hautveränderungen am Augenlid.

Merke:

> Reiben und Ausdrücken des Gerstenkorns sollten Sie unbedingt vermeiden, da durch eine Eiterverschmierung die Infektion weiter verbreitet werden kann. Wegen der Nähe zum Schädelinneren ist hier äußerste Vorsicht geboten.

Bringen die Hausmittel nicht innerhalb weniger Tage einen sichtbaren Erfolg, so sollten Sie einen Augenarzt aufsuchen!

Hausmittel

Fenchelaugenbad

Rezeptur:
1 gehäufter TL zerdrückter Fenchelsamen mit $^1/_4$ l kochendem Wasser aufgießen und zugedeckt 10 Minuten ziehen lassen, dann die Flüssigkeit abseihen. Der Aufguss muss zur Anwendung für das Augenbad noch weiter verdünnt werden. Hierzu 1 EL Fencheltee auf 5–10 EL Wasser geben.
Anwendung:
Die Lösung in eine Augenbadewanne oder als Ersatz in ein Schnapsglas geben und das Auge darin baden. Einige Minuten lang eintauchen und das Auge dabei öffnen und schließen.
Tipp:
Um eine zusätzliche Reizung des Auges zu vermeiden, sollten Sie auf Augenkosmetik verzichten.

Augentrostbad

Rezeptur:
1 TL Augentrost auf $^1/_4$ l Wasser geben und zum Kochen bringen. Kurz ziehen lassen, dann abseihen.
Anwendung:
Das Auge in dem erkalteten Tee baden und dabei mehrmals öffnen und schließen.
Tipp:
Sie können auch Kompressen mit dem Tee tränken und diese mehrmals am Tag für 5–10 Minuten auf die geschlossenen Augen legen.

Gicht

Symptome/Beschwerden

Die Gicht ist eine klinische Manifestationsform der Hyperurikämie mit starken, anfallsartigen Gelenkbeschwerden. Die Erhöhung des Harnsäurespiegels ist so weit fortgeschritten, dass die Grenze der Löslichkeit überschritten wird und die Harnsäure auskristallisiert. Die Harnsäurekristalle lagern sich dann v. a. in den Nieren und den Gelenken, zuerst in den kleinen Gelenken, ab. Meist verläuft die Hyperurikämie lange symptomlos, bis es dann plötzlich zu dem ersten Anfall kommt. Am häufigsten ist das Großzehengrundgelenk betroffen, welches stark geschwollen, gerötet und schmerzhaft ist. Jede Erschütterung löst heftigste Schmerzen aus. Akute Anfälle wechseln mit symptomfreien Intervallen und schließlich kommt es zu einer Chronifizierung mit Deformierungen an den Gelenken und sichtbaren Ablagerungen.

Merke:

> Lassen Sie die Harnsäurewerte unbedingt auch von einem Arzt kontrollieren, da eine nicht behandelte Gicht mit ihren Ablagerungen zu Nierensteinen und -entzündungen führen kann.

Ursache kann u. a. der Genuss von zu viel Alkohol, Kaffee, Nikotin oder auch Übergewicht sein.

Hausmittel

Gierschauflage

Rezeptur und *Anwendung:*
Pflücken Sie junge, frische Blätter von Giersch, auch Geißfuß genannt. Nach dem Waschen walken Sie die Blätter mit einem Nudelholz und legen sie in 3–5 Lagen auf die schmerzenden Stellen. Erneuern Sie die Auflage mehrmals.

Erdbeerblättertee

Rezeptur:
1–2 TL Erdbeerblätter und -wurzeln mit 1 Tasse kaltem Wasser ansetzen und kurz zum Kochen bringen. 10 Minuten zugedeckt ziehen lassen, anschließend abseihen.
Anwendung:
2–4 Tassen über den Tag verteilt trinken.

Birkenblättertee

Rezeptur:
2 gehäufte TL Birkenblätter mit $^1/_4$ l kochendem Wasser aufgießen, 10 Minuten ziehen lassen und abseihen.
Anwendung:
2–3 Tassen des Tees ungesüßt täglich trinken. Es empfiehlt sich gewöhnlich eine kurmäßige Anwendung über 4–8 Wochen.

Merke:
Birkenblätter sind sehr stark harntreibend und fordern daher volle Leistungsfähigkeit von Herz, Kreislauf und Blase. Bei einer eingeschränkten Funktionsfähigkeit dieser Organe sollten Sie mit der Anwendung von Birkenblättertee vorsichtig sein.

Stoffwechseltee

Rezeptur:
20 g Brennnesselblätter, 20 g Holunderblüten, 20 g Schlehdornblüten, 40 g Birkenblätter. 1 EL der Mischung auf 1 Tasse Wasser kalt ansetzen und ca. 20 Minuten kochen. Die Blätter und Blüten auspressen und den Tee abseihen.
Anwendung:
Den Tee mit Honig gesüßt möglichst noch warm zum Frühstück trinken.

Gichtbad

Rezeptur und *Anwendung:*
Schwefel- und Moorbäder gehören zu den traditionellen Heilmitteln bei Gicht. Am besten besorgen Sie sich fertige Schwefel- und Moorbäder aus der Apotheke und führen Ihr Gichtbad mindestens dreimal pro Woche durch.

Kombucha

Den „Teepilz" aus Asien erhalten Sie im Reformhaus. Täglich 1 Glas davon trinken.

Gripe

Symptome/Beschwerden

Was landläufig als Grippe bezeichnet wird, ist meist nur ein grippaler Infekt, eine Erkältung. Die echte Grippe (Influenza) wird von Viren verursacht. Während ein grippaler Infekt sich eher langsam entwickelt und nur mit mäßigem Fieber einhergeht, ist ein steil ansteigendes Fieber meist das erste Anzeichen für eine Grippe.

Merke:

> Bei einer echten Grippe können Hausmittel hervorragend als Ergänzung zur ärztlichen Therapie angewendet werden!

Kennzeichnend für den Grippebeginn ist v. a. eine auffallende Mattigkeit. Kopfschmerzen stellen sich ein, dazu Benommenheit, Schwindel, Frösteln, Fieber und quälende Gliederschmerzen.

Merke:

> Sie sollten eine Grippe mit viel Bettruhe auskurieren, da die Erkrankung stark an Ihren Kräften zehrt und eine Zweitinfektion droht.

Hausmittel

Grundsätzlich können alle Anwendungen, wie sie in den Kapiteln „Erkältung“ (Seite 61) und „Fieber“ (Seite 63) beschrieben sind, auch bei Grippe angewendet werden.

Holundertee

Rezeptur:
1 EL weiße Holunderblüten mit 1 Tasse kochendem Wasser aufgießen, 5–10 Minuten ziehen lassen und anschließend abseihen.
Anwendung:
Trinken Sie 3–4 Tassen täglich und packen Sie sich danach immer wieder warm ins Bett ein. Holundertee wirkt sehr schweißtreibend.

Kalte Abwaschungen

Rezeptur und *Anwendung:*
Machen Sie im Stehen kalte Abwaschungen entweder mit der Dusche oder mit einem nassen, kalten Waschlappen. Beginnen Sie zuerst mit einem Fuß, dann das Bein, der Unterkörper usw.; immer in Richtung zum Herzen hin. Packen Sie sich hinterher unabgetrocknet in ein Leintuch ein, darüber wickeln Sie ein warmes Wolltuch und legen sich in das vorgewärmte Bett. Nach dem Abklingen des Schweißausbruches, der jetzt folgen sollte, können Sie die Waschung wiederholen.

Kräutertee bei Grippe

Rezeptur:
30 g Lindenblüten, 20 g Stechpalmenblätter, 20 g Faulbaumrinde, 30 g Fenchel, 15 g Wermut, 10 g Angelika, 10 g Anserine. 2 EL der Mischung in 1 l Wasser 10 Minuten kochen, dann 2 Minuten ziehen lassen und abseihen.
Anwendung:
Trinken Sie von dem Kräutertee dreimal täglich 1 Tasse.

Tipp:

> Auch ein Schlüsselblumentee, der in der Apotheke erhältlich ist, hilft sehr gut bei beginnender Grippe.

Gürtelrose

Symptome/Beschwerden

Bei der Gürtelrose („Herpes zoster") handelt es sich um den Befall eines Nerves mit dem Zoster-Virus, welcher eine massive Entzündung hervorruft. Schon wegen der damit verbundenen Schmerzen wird der Betroffene einen Arzt aufsuchen. Bevor der typische Bläschenausschlag sichtbar wird, treten bereits die ersten Krankheitsanzeichen wie Fieber, Schüttelfrost und Neuralgien (Nervenschmerzen) im Bereich der befallenen Hautnerven auf. Die Schmerzen könnten jedoch auch Ursache einer anderen Grunderkrankung sein, etwa einer Blinddarmentzündung oder einer Nierenkolik.

Merke:

> Um mögliche andere Erkrankungen auszuschließen, ist der Gang zum Arzt dringend erforderlich!

Nach vier bis fünf Tagen bilden sich rote Flecken und innerhalb dieser Flecken treten kleine wässrig helle Bläschen auf. Da die Krankheit recht häufig am Bauch auftritt und ihn meist einseitig vom Rücken bis zur Bauchmitte wie ein Gürtel umspannt, wurde die Krankheit Gürtelrose genannt. Genauso gut kann die Erkrankung jedoch auch im Bereich eines jeden anderen Nerves auftreten, so beispielsweise am Hals, an den Armen oder am Kopf – hier besteht außerdem das Risiko schwerer Komplikationen. Beim Abheilen trocknen die Bläschen ein und verkrusten. Da es dabei auch zu Narbenbildungen kommen kann, sollten Sie Kratzen oder Reiben soweit als möglich vermeiden.

Folgende Faktoren können eine Anfälligkeit für Gürtelrose begünstigen: Stress, akuter Schlafmangel, UV-Bestrahlung oder auch Infektionskrankheiten, die nicht wirklich auskuriert werden.

Eine Selbstbehandlung ist hier nur unterstützend und in Absprache mit dem Arzt anzuraten.

Hausmittel

Melissentee mit Bockshornklee
Rezeptur:
10 g Melisse, 10 g Bockshornklee. 1 EL der Mischung mit $^{1}/_{4}$ l kochendem Wasser aufgießen. Lassen Sie den Tee 15 Minuten ziehen, dann abseihen.
Anwendung:
Den schmerzlindernden Tee dreimal täglich so heiß wie möglich trinken.

Rumpfwickel

Rezeptur und *Anwendung* entnehmen Sie bitte der Anwendung „Warmer Leibwickel" des Kapitels „Bauchschmerzen", Seite 37.

Fasten

Schon bei Beginn der Erkrankung sollte die Behandlung einsetzen. Einige Tage Fasten mit Obstsäften und sorgfältigster Darmpflege ist sehr zu empfehlen.

Halsentzündung

Symptome/Beschwerden

Die unkomplizierte Halsentzündung zeigt sich durch eine allgemeine Rötung des gesamten hinteren Rachenabschnittes, verbunden mit Trockenheit und Brennen sowie Schluckbeschwerden. Manchmal wachsen sich diese Halsbeschwerden zu einer Angina, einer infektiösen Entzündung des Rachenringes und der Gaumenmandeln, aus. Die Angina ist meist von leichtem Fieber begleitet. Treten schwerwiegende Symptome auf wie hohes Fieber, Bluthusten u. Ä., sollten Sie einen Arzt konsultieren.

Hausmittel

Zwiebelsaft

Rezeptur:
1 große Zwiebel, 2 EL pulverisierter Fenchel, 1 Rettich, $^1/_2$ Glas Honig. Die Zwiebel klein hacken, 2 EL pulverisierten Fenchel, 2 dicke Scheiben Rettich in ein halb gefülltes Glas Honig geben. Über Nacht durchziehen lassen.
Anwendung:
Gurgeln Sie mit dem Zwiebelsaft fünf- bis sechsmal täglich. Jeweils 1 EL voll sollten Sie dabei schlucken.

Honiggurgelwasser

Rezeptur:
1 TL Honig in $^1/_4$ l Wasser oder Milch 5 Minuten kochen.
Anwendung:
Mehrmals am Tag mit der Lösung gurgeln.

Quarkwickel

Rezeptur und *Anwendung:*
Ein feuchtes Leintuch dick mit frischem, kaltem Quark bestreichen. Das Tuch mit der Quarkseite um den Hals legen und darüber einen Wollschal wickeln. Lassen Sie den Quarkwickel am besten über Nacht am Hals trocknen – morgens beim Duschen den getrockneten Quark dann gründlich abwaschen.

Inhalation

Rezeptur:
20 g Kamille, 20 g Thymian, 20 g Oregano. 1 EL der Mischung in eine Schüssel oder ins Waschbecken geben und mit 1 l heißem Wasser aufgießen.
Anwendung:
8–10 Minuten inhalieren. Atmen Sie den heißen Dampf abwechselnd einmal durch den Mund und das andere Mal durch die Nase ein.
Merke:
Nach dem Inhalieren auf keinen Fall an die kalte Luft nach draußen gehen!

Apfeltee

Rezeptur:
$^1/_2$ Apfel in Scheiben schneiden, mit 1 Tasse heißem Wasser aufgießen und 10 Minuten ziehen lassen. Abseihen und mit 1 TL Honig trinken.
Anwendung:
Mehrmals am Tag 1 Tasse des warmen Tees trinken.

Hämorrhoiden

Symptome/Beschwerden

Hämorrhoiden sind krankhaft erweiterte Gefäße im Enddarm. Sie machen sich durch Jucken, Brennen, Spannen und stechende Schmerzen bemerkbar sowie durch Blutungen beim Stuhlgang. In den meisten Fällen ist zwar gelegentlich Blut auf dem Stuhl zu sehen, aber es sind in der Regel keine Gefäßknoten tastbar.

Merke:

Blut im oder am Stuhl sollten Sie immer vom Arzt abklären lassen, da sich auch andere, schwerwiegendere Erkrankungen dahinter verbergen könnten!

Hausmittel

Eichenrindensitzbad

Rezeptur:
200 g Eichenrinde in 1 l Wasser 10–15 Minuten lang kochen, danach noch etwas ziehen lassen.
Anwendung:
Nach dem Abseihen der Brühe diese in eine kleine Wanne geben, in der Sie noch sitzen können. Auf 37 Grad abkühlen lassen und ein Sitzbad von etwa 10 Minuten Dauer durchführen. Bei sehr akuten

Beschwerden sollten Sie die Anwendung zweimal täglich durchführen.

Eichenrindenklistier

Mit derselben Abkochung wie oben können Sie auch einen Einlauf durchführen, der bei inneren Hämorrhoiden heilend wirkt.

Heiserkeit

Symptome/Beschwerden

Heiserkeit ist oft Begleiterscheinung einer anderen Erkrankung, z. B. einer Angina oder Halsentzündung. Auch eine übermäßige Beanspruchung der Stimmbänder kann zu Heiserkeit führen.

Merke:

> Länger anhaltende Heiserkeit sollte ärztlich abgeklärt werden. Auch wenn Fieber auftritt oder starke Schluckbeschwerden hinzukommen, den Arzt aufsuchen.

Symptome der Heiserkeit sind eine trockene, kratzige Stimme mit plötzlicher Änderung der Tonhöhen, ebenso eine rauhe Stimme mit Verminderung des Klanges bei Kehlkopferkrankungen und Stimmbandlähmungen.

Hausmittel

Kartoffelstrumpf

Rezeptur und *Anwendung:*
Geben Sie 2–3 heiße, ungeschälte und weich gekochte Kartoffeln in einen Wollstrumpf, binden Sie diesen oben zu und zerquetschen Sie die Kartoffeln in dem Strumpf. Verteilen Sie den Brei gleichmäßig im Strumpf und legen Sie diesen so warm wie möglich um den Hals. Wickeln Sie ein warmes Tuch um den Hals, damit die Wärme sich möglichst lange hält. Lassen Sie den Wickel am Hals, bis die Wärme nachlässt. Die Anwendung können Sie bei Bedarf mehrmals am Tag wiederholen.
Tipp:
Auch bei Ohrenschmerzen kann ein Kartoffelstrumpf hilfreich sein.

Petersilienmilch

Rezeptur und *Anwendung:*
Petersilie frisch auspressen und 1 TL Saft in 1 Glas heiße Milch einrühren. Schluckweise mehrmals am Tag trinken.

Gurgelwasser

Rezeptur und *Anwendung:*
1 Msp. Salz in 1 Glas warmen Wasser verrühren und damit gurgeln. Diese Anwendung sollten Sie mehrmals am Tag wiederholen.

Hexenschuss

Symptome/Beschwerden

Beim Hexenschuss kommt es zu einer plötzlichen Blockade der Wirbelgelenke mit einer anschließenden Verspannung der Rückenmuskulatur. Starke Schmerzen schießen regelrecht ins Kreuz, sodass der Betroffene sofort bewegungsunfähig wird und eine vornübergebeugte Schonhaltung einnimmt. Die gebückte Haltung prägte den Begriff „Hexenschuss".

Merke:

Wenn die Beschwerden länger als einige Tage anhalten oder aber Probleme mit Wasser- oder Stuhlverhalten auftreten, gehen Sie bitte unverzüglich zum Arzt. Ebenso wenn Sie Nervenschwächen bemerken, sodass Sie z. B. ein Bein nicht mehr belasten können, sollten Sie einen Arzt aufsuchen, da dann möglicherweise auch eine Bandscheibe betroffen ist.

Hausmittel

Entspannungshaltung

Rezeptur und *Anwendung:*
Um der angespannten Muskulatur Linderung zu verschaffen, sollten Sie folgende Entspannungslage

einnehmen: Legen Sie sich auf den Rücken und lagern Sie die Beine gebeugt in einem Winkel von 90 Grad auf einem Stuhl oder einem anderen geeigneten Gegenstand. Die Arme locker neben den Körper legen.
Tipp:
Zusätzlich zur Entspannungslagerung können Sie sich eine Wärmflasche in den Rücken legen.

Heublumenbad

Rezeptur und *Anwendung* entnehmen Sie bitte dem Kapitel „Arthritis“, Seite 31.

Haltungsschulung

Um künftig einen Hexenschuss zu vermeiden, sollten Sie unbedingt vermehrt auf Ihre Haltung achten. Heben Sie schwere Dinge niemals aus dem Kreuz, sondern gehen Sie dazu in die Hocke. Beugen Sie sich auch nicht mit gestreckten Beinen vornüber, sondern gehen Sie immer leicht in die Knie, um z. B. etwas vom Boden aufzuheben.

Hühneraugen

Symptome/Beschwerden

Hühneraugen werden oftmals durch eine zu starke Druckbelastung bei engen Schuhen verursacht. Es entstehen Schwielen und eine harte Hornhaut bildet sich aus.

Hausmittel

Schuhwerk

Besonders wichtig sind bei Hühneraugen gut sitzende, nicht zu enge Schuhe aus weichem Leder, die dem Fuß ausreichend viel Platz bieten. Zu hartes Leder bzw. nicht atmungsaktives Material bei Schuhen wirkt sich schädlich aus. Empfehlenswert ist die Abpolsterung der Zehenzwischenräume.

Zwiebelscheibenauflage

Rezeptur und *Anwendung:*
Binden Sie eine Zwiebelscheibe auf das Hühnerauge und lassen Sie die Auflage so lange auf der betroffenen Stelle, bis sich der harte Hornkegel in der Mitte löst. Ein heißes Fußbad von etwa 10 Minuten Dauer sollte die restliche Schwiele aufweichen.

Hauswurzkompresse

Rezeptur und *Anwendung:*
Nehmen Sie ein paar frische Hauswurzblätter und quetschen Sie die Blätter, bis der Saft austritt. Den Saft auf das Hühnerauge streichen und zusätzlich mit einem der zerquetschten Blätter bedecken. Umwickeln Sie den Zeh mit einer Mullkompresse und lassen Sie den Verband am besten über Nacht auf der betroffenen Stelle.

Bockshornkleeauflage

Rezeptur und *Anwendung* entnehmen Sie bitte dem Kapitel „Abszess“, Seite 19. Machen Sie täglich mehrere Umschläge.

Husten

Symptome/Beschwerden

Empfindliche Bronchien oder eine starke Erkältung sind häufige Gründe für heftigen Brusthusten. Husten mit Schleimauswurf ist eine Ausscheidungsmaßnahme unseres Körpers, durch die die Bronchien vor Bakterien und Kälte geschützt werden. Durch Husten soll ein Fremdkörper aus den Atemwegen entfernt werden, was für eine ungehinderte Atmung unbedingt notwendig ist. Der Hustenreiz genießt daher oberste Priorität im Gehirn und kann nur schwer ausgeschaltet werden. Als natürliche Ausscheidungsmaßnahme bei einer Erkältung sollte das Abhusten eher gefördert und nicht künstlich mit hustenreizlindernden Medikamenten unterdrückt werden. Länger als zwei bis drei Wochen sollte kein Husten anhalten. Falls doch, ist ein Besuch beim Arzt anzuraten.

Merke:

Ein chronischer Husten belastet Herz und Kreislauf und sollte daher immer vom Arzt untersucht werden. Auch wenn Schmerzen auftreten, sich ungewohnte Atemgeräusche bemerkbar machen oder ein farbiger Auswurf zu beobachten ist, sollten Sie den Husten medizinisch abklären lassen. Mit den nachfolgenden Hausmitteln können Sie den Heilungsprozess unterstützen und den Hustenreiz bei Bedarf lindern.

Hausmittel

Anistee

Rezeptur:
2 TL Anissamen mit 1 großen Tasse heißem Wasser aufgießen und gut durchziehen lassen. Den Tee nach 15 Minuten abseihen.
Anwendung:
Süßen Sie den Tee nach Bedarf mit Honig und trinken Sie mehrmals täglich 1 Tasse.

Ingwer-Zitronen-Getränk

Rezeptur:
Mischen Sie den frisch gepressten Saft von 2 Zitronen und 2 TL geriebene Ingwerwurzel mit 4 Gläsern heißem Wasser. Mit braunem Zucker nach Geschmack süßen.
Anwendung:
Mehrmals am Tag 1 Tasse des warmen Tees trinken.

Rettichsaft mit Honig

Rezeptur:
Höhlen Sie 1 schwarzen Rettich aus und füllen Sie ihn mit 1 gehackten Zwiebel und Honig. Über Nacht das Ganze ziehen lassen, dann den fertigen Hustensaft umfüllen.
Anwendung:
Nehmen Sie stündlich 1 TL des Saftes ein. Die Behandlung einige Tage lang durchziehen.

Brustwickel mit Meerrettich

Rezeptur und *Anwendung:*
Meerrettich ganz fein raspeln und auf ein feuchtwarmes Leintuch streichen. Das Tuch mit der Meerrettichseite auf die Brust legen und den Oberkörper zusätzlich mit einem warmen Wolltuch einhüllen. Den Wickel auf der Brust lassen, bis er auskühlt, dann abnehmen, den Oberkörper waschen und warm einhüllen.

Tipp:

Honig sollte in keiner Hustentherapie fehlen. Er enthält Vitamine und Mineralstoffe zur Bekämpfung des Hustens. Außerdem haben seine physikalischen Eigenschaften eine pflegende Wirkung auf den strapazierten Rachen. Honig ist Balsam für Mund- und Rachenraum und dämpft damit auch den Hustenreiz.

Insektenstiche

Symptome/Beschwerden

Bei Mückenstichen kommt es für gewöhnlich lediglich zu einer rötlichen Schwellung mit mehr oder weniger starkem Juckreiz. Unangenehmer ist der Stich von Bienen oder Wespen. Schmerz- und Spannungsgefühl in der Haut treten sofort nach dem Stich auf. Im Gewebe entsteht eine mehr oder weniger starke Entzündung mit z. T. großflächiger Rötung und massiver Schwellung.

Merke:

> Bei Bienen- und Wespenstichen ist wegen der Allergiegefahr immer Vorsicht geboten. Bei den ersten Anzeichen einer allergischen Reaktion, bei Schwindel, übermäßigem Juckreiz, plötzlichem roten Nesselausschlag sollten Sie unbedingt den Notarzt rufen. Besonders gefährlich sind Stiche in Mund- und Rachenraum oder in den Hals!

Bei Bienen reißt nach dem Stich der Hinterleib ab, in dem sich die Giftblase befindet. Versuchen Sie, den Stachel vorsichtig mit einer Pinzette oder Ihren Fingernägeln zu entfernen, da mit der Giftblase weiter Gift in den Körper hineingepumpt wird.
Desinfizieren Sie die Stichstelle anschließend mit Alkohol, Kölnisch Wasser oder einer anderen alkoholischen Lösung.

Hausmittel

Knoblaucheinreibung

Rezeptur und *Anwendung:*
Die Einreibung des Stiches mit einer frisch gepressten Knoblauchzehe bringt meist schnelle Linderung.

Tomatenblätter

Rezeptur und *Anwendung:*
Frisch geriebene Tomatenblätter helfen gegen Schwellung und Juckreiz.

Salbeiblätter

Rezeptur und *Anwendung:*
Auch frisch geriebene Salbeiblättchen bringen Linderung bei Insektenstichen. Direkt auf die Einstichstelle aufgelegt können die Salbeiblättchen ihre beruhigende Wirkung entfalten.

Zwiebeleinreibung

Rezeptur und *Anwendung:*
Ebenso wie der Knoblauch hilft auch die Abreibung mit einer frisch angeschnittenen Zwiebel gegen Juckreiz und Schwellung. Die Zwiebel wirkt antientzündlich und zieht die Gifte aus der Stichstelle.

Ischialgie

Symptome/Beschwerden

Bei der Ischialgie handelt es sich um eine Quetschung der Nervenwurzel der Lende im unteren Abschnitt der Wirbelsäule. Ursache ist eine Schädigung der Bandscheibe, welche zwischen zwei Wirbelkörpern liegt. Die Bandscheibe besitzt neben ihrer äußeren, festen Hülle einen gallertartigen Kern, der wie ein Puffer zwischen je zwei Wirbelkörpern liegt. Sie mildert Erschütterungen und schützt die aus dem Rückmark austretenden Nerven. Bei zu großer Belastung, durch den Alterungsprozess, aber auch durch Bewegungsmangel nutzen die Bandscheiben ab und der Gallertkern verliert seine Elastizität.

Auch die Bänder, die die Wirbelsäule seitlich stützen, lassen mehr und mehr an Spannung nach. Durch eine Fehlbelastung verrutschen nun die Wirbelkörper und die defekte Bandscheibe drückt auf die austretenden Nerven. Je nachdem, welche Nervenwurzel betroffen ist, strahlen die Schmerzen in unterschiedliche Körperregionen aus. In den meisten Fällen ziehen die Schmerzen vom Gesäß an der Hinterseite eines Oberschenkels hinunter.

Merke:

In schweren Fällen kann es auch zu Lähmungserscheinungen kommen. Dann sollten Sie sofort einen Arzt aufsuchen! Auch bei Taubheitsgefühl in Gesäß oder Beinen sowie bei Muskelschwäche – wenn Sie beispielsweise nicht mehr richtig in den Zehenstand gehen können – ist sofortige ärztliche Behandlung notwendig!

Hausmittel

Haferpflaster

Rezeptur und *Anwendung:*
2–3 EL Hafer frisch mahlen und mit Wasser zu einem dicken Brei anrühren. Anschließend die Masse vorsichtig erwärmen. Tragen Sie daraufhin den noch warmen Brei auf die schmerzenden Stellen auf und decken Sie diese, um die Wärme zu halten, mit einem Tuch ab. Nach dem Erkalten den Brei entfernen. Die Anwendung können Sie bei Bedarf auch mehrmals täglich wiederholen.

Ölmischung zum Einreiben

Rezeptur:
150 g Johanniskrautöl, 25 g Arnikaöl, 10 g ätherisches Rosmarinöl, 10 g ätherisches Eukalyptusöl, 5 g ätherisches Latschenkieferöl, 5 g ätherisches Wacholderöl.
Anwendung:
Die Öle gut durchmischen und die schmerzenden Stellen gründlich damit einreiben.

Teemischung

Rezeptur:
Johanniskraut, Raute und Schlüsselblume zu gleichen Teilen mischen. 2 EL der Mischung mit $^1/_2$ l heißem Wasser überbrühen und 10 Minuten ziehen lassen, anschließend abseihen.
Anwendung:
Mehrmals täglich 1 Tasse trinken.

Senfwickel

Rezeptur und *Anwendung* des Senfwickels entnehmen Sie bitte dem Kapitel „Asthma", Seite 37.

Schwerer Senfwickel

Rezeptur:
150–200 g frisch gemahlenes Senfmehl mit warmem Wasser zu einem dicken Brei verrühren.
Anwendung:
Den heißen Brei auf den Rücken auftragen und mit einem feuchten Tuch abdecken. Darüber ein dickes Handtuch oder ein Wolltuch wickeln. Nach anfänglich schwachem Reiz verspüren Sie ein starkes Brennen auf der Haut und es setzt eine deutliche Hautrötung ein. Brechen Sie die Behandlung ab und waschen Sie die Hautpartie sorgfältig mit warmem Wasser ab. Belassen Sie den Wickel auf keinen Fall länger als 5–10 Minuten, da er die Haut sehr stark reizt. Bringen Sie den Senfbrei nicht auf empfindliche Hautstellen, Schleimhäute oder gar in die Augen!

Keuchhusten

Symptome/Beschwerden

Erreger des sehr ansteckenden Keuchhustens ist eine Bakterie („Bordatella pertussis“), die durch direktes Anhusten übertragen wird.

- Die Erkrankung beginnt wie eine Erkältung mit Schnupfen, Husten und leicht erhöhter Temperatur. Gegen Ende dieser Phase (nach ein bis zwei Wochen) tritt der Husten v. a. nachts auf.
- Im zweiten Stadium kommt es zu den typischen nächtlichen Hustenanfällen. Der Husten wird krampfartig, die Luft wird pfeifend eingesogen. Die Anfälle sind mit Brech- und Würgereizen verbunden und halten bis zur Atemnot an. Am Ende kommt es zu heftigem, zähem, glasigem Schleimauswurf. Dieses akute Krankheitsstadium zieht sich über drei bis sechs Wochen hin.
- Im dritten Stadium nehmen die Krankheitserscheinungen langsam ab, die Atmung ist jedoch noch keuchend. Die Dauer des dritten Stadiums beträgt weitere zwei bis sechs Wochen.

Merke:

Die Behandlung des Keuchhustens gehört immer in ärztliche Hand! Die Hausmittel können Sie jedoch sehr gut begleitend einsetzen.

Hausmittel

Teemischung

Rezeptur:
30 g Thymian, 30 g Eibischwurzel, 20 g Fenchel, 20 g Anis. Mischen Sie die Kräuter und rechnen Sie 1 EL auf 1 Tasse Wasser. Bereiten Sie eine Abkochung, indem Sie die Mischung 20–30 Minuten kochen, dann abseihen.
Anwendung:
Trinken Sie täglich 2–3 Tassen.

Veilchentee

Rezeptur:
1 TL Veilchenwurzel mit 1 Tasse kochendem Wasser aufgießen und 10 Minuten zugedeckt ziehen lassen. Abseihen und mit etwas Honig süßen.
Anwendung:
Täglich 2–3 Tassen des schleimlösenden Tees in kleinen Schlucken trinken.
Tipp:
Auch je 1 Prise schwarze Johannisbeere, Veilchenblüten und Thymian kann als Tee verwendet werden.

Veilchensirup

Dieser Sirup wird in der Apotheke hergestellt und war ein beliebtes Hausmittel bei Husten. Manche Apotheken können ihn noch auf Anfrage besorgen.

Kopfschmerzen

Symptome/Beschwerden

Kopfschmerz ist eine Erkrankung, die oft belächelt und bagatellisiert wird.

Merke:

Kopfschmerz ist häufig ein Alarmsymptom, das unbedingt vom Arzt untersucht werden sollte.

Die wichtigsten Kopfschmerzformen sind die Migräne und der Spannungskopfschmerz.

Unter Migräne versteht man eine Kopfschmerzerkrankung mit rezidivierenden, d. h. in Abständen wiederkehrenden Kopfschmerzanfällen, die oft nur Stunden andauern. Der Schmerz ist typischerweise einseitig und meist von pulsierender oder klopfender Art. Oft wird der Anfall durch verschiedene Auslöser provoziert, z. B. eine Wetterumstellung, besondere Belastungen oder Unverträglichkeiten bestimmter Nahrungsmittel. Die Ursachen der Migräne lassen sich am besten mit Hilfe eines Migränetagebuches klären, in dem nicht nur der Zeitpunkt der Migräne festgehalten werden sollte, sondern auch alle Begleitumstände.

Beim Spannungskopfschmerz geht der Schmerz zumeist vom Hinterkopf aus und verteilt sich diffus über die ganze Schädeldecke. Die Stärke des Schmerzes ist – im Gegensatz zur Migräne – gleich bleibend und wird auch bei Anstrengung nicht schlimmer.

Ursache für den Spannungskopfschmerz ist oft auch eine Regulationsschwäche des Gefäßsystems, wie sie durch unsere moderne Lebensweise leicht zu Stande kommt. Möglichst gleichmäßige Raumtemperaturen, fehlende Hitze- und auch Kälteeinwirkungen, fehlende oder zu einseitige körperliche Betätigung und eine unzweckmäßige, einseitige Ernährung nehmen unserem Kreislaufsystem jegliche Möglichkeit zur Anpassung an veränderte Situationen. Es kommt dadurch u. a. zu einer Regulationsstarre und zu einer Erschlaffung des Gefäßsystems, was Ausgangspunkt des Kopfschmerzes ist. Der Kopfschmerz kann also als eine typische Zivilisationserscheinung unserer Zeit bezeichnet werden.

Hausmittel

Silberweidentee

Rezeptur:
1 TL der Silberweidenrinde mit 1 Tasse kaltem Wasser aufgießen. Beides zusammen zum Sieden bringen, 5 Minuten ziehen lassen und die Rinde abseihen.
Anwendung:
Mehrmals täglich 1 Tasse des schmerzstillenden Tees trinken.

Zimt-Ginseng-Abkochung

Rezeptur:
4 g Zimtrinde, 3 g Süßholzwurzel, 3 g Speichelkrautwurzel, 2 g Ginsengwurzel, 1 g Ingwerwurzel. Die Zutaten mit 4 Tassen Wasser 15 Minuten zugedeckt abkochen, dann abseihen.
Anwendung:
Täglich 2 Tassen trinken.

Senfbad

Rezeptur und *Anwendung:*
150–300 g Senfmehl, je nach Wassermenge bzw. Größe der Badewanne, mit warmem Wasser anrühren und ziehen lassen. Nach ca. 10 Minuten die Lösung abseihen (sie sollte nicht zu dickflüssig sein) und dem Badewasser zufügen. Teilbäder benötigen entsprechend weniger Senfmehl. Für Kopfschmerzen hat sich ein Fußbad sehr bewährt.
Merke:
Senfbäder dürfen von Herzkranken auf keinen Fall angewendet werden.

Kaffee mit Zitrone

Rezeptur:
Brühen Sie 1 Tasse heißen, starken Bohnenkaffee auf. 1 EL Kaffee mit 1 TL frisch gepresstem Zitronensaft mischen und trinken.
Anwendung:
Schon bei den ersten Anzeichen diese Mischung zubereiten und trinken.

Krampfadern

Symptome/Beschwerden

Krampfadern entstehen durch erweiterte Venen, in denen sich das Blut staut. Zum einen haben Menschen mit Krampfadern dünne Venenwände, die sich leicht weiten und Aussackungen bilden. Andererseits ist die Fähigkeit, den Blutgerinnungsstoff Fibrin abzubauen, vermindert. Dieser Stoff wird in den Gefäßwänden eingelagert, um gleich an Ort und Stelle bereit zu sein, falls es zu einer Verletzung kommt. Wird der Blutgerinnungsstoff nicht abgebaut, so kommt es leicht zu Verklumpungen im Blutfluss. Weitere Ursachen sind u. a. Abflussbehinderungen der Venen, narbige Verwachsungen nach Operationen und Kreislaufregulationsstörungen. In der Entstehungsphase verdicken sich die Venen, bekommen eine bläulich rote Färbung und zeichnen sich deutlich unter der Haut ab. Im fortgeschrittenen Stadium winden sich die Venen schließlich wurmartig am Bein entlang.

Hausmittel

Kneippanwendungen

Bei Venenproblemen sind Wasseranwendungen nach Kneipp als unterstützende Maßnahme geeignet, so z. B. Wechselduschen. Achten Sie darauf, dass kein zu harter Wasserstrahl auf die Krampfadern trifft. Auch Wassertreten ist empfehlenswert. *Rezeptur* und *Anwendung* siehe Seite 29.

Krampfadertee

Rezeptur:
20 g Löwenzahn, 20 g Schafgarbe und 20 g Steinklee vermengen. Für 1 Tasse 1 TL der Mischung mit heißem Wasser aufgießen, 10 Minuten ziehen lassen und die Kräuter anschließend abseihen.
Anwendung:
3–4 Tassen täglich trinken.

Venentee

Rezeptur:
40 g Angelikawurzel, 30 g Faulbaumrinde, 20 g Honigklee, 10 g Enzianwurzel. Kochen Sie 1 EL der Kräutermischung mit 1 Tasse Wasser etwa 20 Minuten lang gründlich ab. Die Kräuter anschließend gut auspressen und abseihen.
Anwendung:
Als kurmäßige Anwendung 3–4 Wochen lang 1 Tasse vor den Mahlzeiten trinken.

Tipp:

Auch wenn Medikamente und Hausmittel bei Krampfaderleiden gute Hilfe leisten, so können sie ein körperliches Training in gesundem Maße nicht ersetzen. Mittlerweile gibt es spezielle Kurse zur Venengymnastik, die u. U. von Ihrer Krankenkasse bezuschusst werden.

Leberleiden

Symptome/Beschwerden

Die Leber ist eines unserer größten Organe. In ihr als dem Zentralorgan des Stoffwechsels laufen die meisten Stoffwechselreaktionen ab. Sie verändert körpereigene und körperfremde Substanzen und besitzt als Ausscheidungsorgan wichtige Funktionen bei der Entgiftung des Körpers. Die Leber trägt zur Aufrechterhaltung eines konstanten inneren Milieus und damit zur Funktionsfähigkeit aller Organe und Gewebe bei.

Erkrankungen der Leber sind oft Ausdruck anderer Krankheitsprozesse, beispielsweise bei Infektionskrankheiten und Stoffwechselstörungen. Nur in ganz seltenen Fällen verursacht die Leber Schmerzen, deshalb werden Funktionsstörungen oft erst sehr spät erkannt. Die Symptome, die auf eine Lebererkrankung hinweisen, sind eher uncharakteristisch wie z. B. Leistungsschwäche, Übelkeit, Völlegefühl, Fettunverträglichkeit.

Hausmittel

Tee bei Leberstauung

Rezeptur:
10 g Kalmus, 20 g Andorn, 20 g Berberitze, 20 g Odermennig, 30 g Schafgarbe. 1 EL der Kräutermischung in 1 Tasse geben und mit heißem Wasser aufgießen. 5 Minuten ziehen lassen und abseihen.

Anwendung:
Trinken Sie zur Linderung der Beschwerden zwei- bis dreimal täglich 1 Tasse jeweils 30 Minuten vor dem Essen.

Lebertee

Rezeptur:
40 g Löwenzahnwurzel, 40 g Wegwartwurzel, 20 g Bibernelle. 1 EL der Mischung mit 1 Tasse heißem Wasser aufgießen und ca. 5 Minuten ziehen lassen, dann abseihen.
Anwendung:
Ein- bis dreimal täglich 30 Minuten vor dem Essen 1 Tasse trinken.

Löwenzahnabkochung

Rezeptur und *Anwendung* dieser Kräuterzubereitung entnehmen Sie bitte dem Kapitel „Gallensteine“, Seite 75.

Löwenzahntee

Rezeptur:
1 TL Kraut mit Wurzeln mit 1 Tasse kochendem Wasser aufgießen. Lassen Sie den Tee ca. 5–10 Minuten gründlich durchziehen und seihen Sie ihn dann ab.
Anwendung:
2–3 Tassen täglich getrunken wirken regulierend auf Leber und Galle.

Teemischung bei Leberleiden

Rezeptur:
20 g Mariendistelsamen, 40 g Wegwartwurzel, 40 g Löwenzahnwurzel mit Kraut. Mit 3 Fingerspitzen in die Teemischung fassen und sie greifen. Diese Menge dann mit 1 Tasse Wasser etwa 15 Minuten kochen.
Anwendung:
Regelmäßig mittags und abends von der Abkochung 1 Tasse trinken.

Mandelentzündung

Symptome/Beschwerden

Die Mandeln sind Teil unseres lymphatischen Systems, das die Aufgabe hat, Krankheitsstoffe abzufangen und unschädlich zu machen. Eine akute Entzündung der Mandeln wird durch Bakterien verursacht, in der Regel handelt es sich um Streptokokken, die zu den physiologischen Bewohnern unserer Mundhöhle gehören. Die Gaumenmandeln sind im Falle einer solchen Entzündung geschwollen und gerötet und mit stippchenartigen, gelben Belägen durchsetzt. Manchmal ist die Entzündung auch von hohem Fieber sowie starken Schluckbeschwerden und Kopfschmerzen begleitet.

Bei folgenden Symptomen ist eine ärztliche Untersuchung unumgänglich: hohes Fieber, eitrige oder stark geschwollene Mandeln, starke Schluck- und Sprechbeschwerden sowie Atemprobleme.

Hausmittel

Erdbeer-Brombeerblätter-Spülung

Rezeptur:
Mischen Sie die beiden Blättersorten im Verhältnis 1:1 und setzen Sie 1 TL davon in kaltem Wasser an. Kurz aufkochen lassen und die Mischung 10 Minuten ziehen lassen.
Anwendung:
Wenn die Lösung auf eine für Sie angenehme Temperatur abgekühlt ist, sollten Sie mehrmals am Tag damit gurgeln.

Kohlblätterauflagen

Rezeptur:
Waschen Sie einige dunkle, große Kohlblätter (Sie können dazu jede Kohlsorte verwenden) und entfernen Sie den Strunk und die harten Rippen. Die Blätter anschließend mit dem Nudelholz walken, bis sie mürbe sind.
Anwendung:
Die gewalkten Blätter in mehreren Schichten am Hals auflegen, mit einem Leintuch abdecken und einen Schal darüber wickeln. Lassen Sie den Wickel für etwa 1–2 Stunden am Hals. Bei Bedarf können Sie den Umschlag mehrmals am Tag anwenden.
Tipp:
Es kann auch eine warme Auflage aus klein gehackten Zwiebeln (5 Stück) eingesetzt werden.

Kalte Halswickel

Rezeptur und *Anwendung:*
Tauchen Sie ein Leintuch in kaltes Wasser, lassen Sie es etwas abtropfen und wickeln Sie es dann um den Hals. An Stelle des kalten Wassers können Sie auch kühlen Quark auf das Tuch aufstreichen. Mit einem Handtuch oder Schal abdecken und den Wickel ca. 20 Minuten am Hals lassen.
Tipp:
Die Anwendung zweimal täglich wiederholen.

Masern

Symptome/Beschwerden

Die Masern sind in der Regel eine klassische Kinderkrankheit, deren Erreger ein hochgradig ansteckendes Virus ist.

Etwa zehn Tage nach der Ansteckung beginnt die Erkrankung wie eine Erkältung mit Husten, Heiserkeit und Schnupfen; das Fieber steigt steil an. Auf Grund einer Bindehautentzündung entwickelt das Kind meist eine Lichtscheu. Auf der Mundschleimhaut bilden sich die typischen „Koplik-Flecken“ – weiße, wie Milchreste aussehende Flecken. Nach etwa zwei Tagen steigt das Fieber auf 40 Grad und höher. Später bilden sich rote Flecken am harten und weichen Gaumen. Es kommt zum charakteristischen Hautausschlag, der im Gesicht und hinter den Ohren beginnt und sich von dort über den Körper ausbreitet, zuletzt über Hände und Füße. Die Flecken sind rosaviolett, zuerst sehr klein und fließen dann u. U. zu großen Flächen zusammen. Sobald der Ausschlag richtig herausgekommen ist, fällt das Fieber und das Kind erholt sich zunehmend. Die Haut schuppt sich daraufhin ab. In der Regel verläuft die Erkrankung ohne Komplikationen und kann mit Hausmitteln sehr gut unterstützend behandelt werden. Sobald jedoch schwerwiegendere Krankheitsanzeichen auftreten oder das Fieber nicht wieder fällt, sollten Sie den Arzt rufen! Das Durchmachen der Krankheit hinterlässt eine lebenslange Immunität.

Hausmittel

In der Regel können Sie alle Hausmittel anwenden, die auch bei fieberhaften Erkältungen hilfreich sind.

Kamillenaufguss

Rezeptur und *Anwendung:*
Wenn die Mundschleimhaut stärker entzündet ist, bereiten Sie einen Kamillentee zu, den Sie etwas länger ziehen lassen als normal. Diesen Tee zum Spülen von Hals- und Rachenregion verwenden.

Salzhemd

Rezeptur:
125 g Kochsalz in 5 l Wasser auflösen. Sie können die Lösung kalt oder warm verwenden, je nachdem, wie es dem Patienten angenehmer ist.

Anwendung:
Ein Unterhemd in die Salzlösung tauchen, auswringen und anziehen. Eine Wolldecke darüber wickeln und ins warme Bett legen. Das Salzhemd sollte 1–2 Stunden maximal einwirken. Durch das Salzhemd wird das „Herauskommen“ des Ausschlages gefördert.
Tipp:
Auch bei häufig kränkelnden Kindern ist die Anwendung hilfreich.

Menstruationsbeschwerden – zu starke Regelblutung

Symptome/Beschwerden

Die starke Regelblutung ist meist verbunden mit krampfartigen oder ziehenden Schmerzen im Unterleib. Manchmal treten auch Rückenschmerzen auf.

Merke:

Da wiederholt auftretende, schmerzhafte Regelblutungen auch krankhafte Ursachen haben können, sollten Sie dies immer von Ihrem Frauenarzt abklären lassen. Es könnte eine Endometriose vorliegen. Auch Myome (gutartige Geschwülste), Polypen oder aber ein Tumor lösen mitunter Zyklusveränderungen aus.

Hausmittel

Frauenmanteltee

Rezeptur und *Anwendung:*
3 EL der Pflanze mit $^{1}/_{2}$ l kaltem Wasser aufsetzen und kurz aufkochen lassen. Mehrmals täglich 1 Tasse trinken.

Ringelblumentee

Rezeptur und *Anwendung:*
1 TL Ringelblumenblüten mit 1 Tasse kochendem Wasser aufgießen und zugedeckt 10 Minuten ziehen lassen, dann abseihen. Mehrmals täglich 1 Tasse trinken.
Tipp:
Wenn Sie auch Krämpfe im Unterleib haben, kombinieren Sie die Ringelblume mit einer krampflösenden Heilpflanze wie der Schafgarbe.

Teemischung bei Krämpfen

Rezeptur:
20 g Alantwurzel, 20 g Andorn, 20 g Gänsefingerkraut, 20 g Johanniskraut, 20 g Schafgarbenkraut. 1 EL der Mischung mit 1 Tasse Wasser 5 Minuten kochen lassen, dann abseihen.
Anwendung:
Morgens und abends 1 Tasse möglichst heiß trinken.

Kalter Wickel mit Hirtentäscheltee

Die Anleitung entnehmen Sie bitte der Anwendung „Warmer Leibwickel“ Seite 38. Nehmen Sie für den Wickel an Stelle des warmen Wassers den erkalteten Hirtentäscheltee. Den Wickel zweimal täglich je 20 Minuten einwirken lassen.

Menstruationsbeschwerden – zu schwache Regelblutung

Symptome/Beschwerden

Die Blutung dauert nur ein oder zwei Tage, oft sind es nur so genannte „Schmierblutungen“ mit bräunlichen Absonderungen. Bei jungen Mädchen, die noch keine regelmäßigen Blutungen haben, ist die schwache Regelblutung durchaus normal. In den meisten anderen Fällen hat eine zu schwache Blutung eher psychische Hintergründe – lassen Sie die Ursache aber immer vom Frauenarzt abklären.

Hausmittel

Anregende Teemischung

Rezeptur:
20 g Andornkraut, 30 g Melissenblätter, 20 g Rautenblätter, 30 g Rosmarinblätter. 1 EL der Mischung mit 1 Tasse heißem Wasser aufgießen, kurz ziehen lassen, dann abseihen.

Anwendung:
Trinken Sie bei Bedarf jeweils morgens und abends 1 Tasse des warmen Tees.

Ansteigendes Fußbad

Rezeptur und *Anwendung:*
Füllen Sie eine Fußbadewanne mit etwa 33 Grad warmem Wasser und stellen Sie die Füße hinein. Anschließend geben Sie langsam heißes Wasser zu und steigern die Temperatur langsam auf 42 Grad. Führen Sie das Nachgießen des heißen Wassers langsam und schrittweise durch – die Anwendung sollte mindestens 15 Minuten dauern!
Merke:
Führen Sie die Fußbäder täglich durch und beginnen Sie mit der Anwendung etwa 8 Tage, bevor Sie Ihre Regelblutung erwarten.

Menstruationsbeschwerden – prämenstruelle Beschwerden

Symptome/Beschwerden

Die „Tage vor den Tagen“ machen vielen Frauen sowohl in psychischer als auch in physischer Hinsicht zu schaffen. Neben depressiven oder auch aggressiven Verstimmungen kommt es zu Schmerzen im Unterleib, Spannungen in der Brust, Ödemen (Wasseransammlungen) in den Beinen, Verstopfung, Kopf- und Rückenschmerzen, Konzentrationsmangel oder Schlafstörungen.

Begleitend zu verschiedenen naturheilkundlichen Präparaten aus der Apotheke können Sie v. a. über Ihre Ernährung den Erfolg der Behandlung stützen.

Hausmittel

Das Vitamin B_6, auch als „Pyridoxin" bezeichnet, ist an der Bildung von Neurotransmittern beiteiligt. Dies macht es zu einem wichtigen Steuerungsinstrument für unsere Nerven. Vitamin-B_6-Mangel führt außerdem zu einem Mangel an Serotonin, einem hormonähnlichen Stoff, dessen Fehlen sich insbesondere durch Heißhunger und depressive Verstimmung bemerkbar macht.

Merke:
Als eine besonders reichhaltige Quelle für Vitamin B_6 gelten im Allgemeinen Getreideprodukte, Kartoffeln, Linsen, Grünkohl, Sojabohnen, Avocados und Bananen. Doch auch Nüsse und Samen besitzen einen bemerkenswert hohen Gehalt an Pyridoxin.

Gamma-Linolensäure, eine ungesättigte Fettsäure, wird vom Körper zur Bildung eines hormonähnlichen Botenstoffes benötigt, der die Periodenschmerzen weitgehend lindern kann. Die ungesättigten Fettsäuren finden Sie in erster Linie in kaltgepressten, hochwertigen Ölen wie beispielsweise Distelöl, Leinöl, Walnussöl, Olivenöl, Sojaöl, Kürbiskernöl und Sonnenblumenöl. Darüber hinaus findet man Gamma-Linolensäure auch in der Schwarzen Johannisbeere.

Tipp:

Bei allgemeinen Periodenbeschwerden können Sie sich Leid ersparen, wenn Sie rechtzeitig auf die kritischen Tage hin Leinsamentee trinken.

Mittelohrentzündung

Symptome/Beschwerden

Die akute Mittelohrentzündung entsteht für gewöhnlich im Anschluss an Katarrhe (Schleimhautentzündungen) des Nasen-Rachen-Raumes. Sie tritt außerdem auch bei Infektionskrankheiten wie Masern, Scharlach, Diphtherie oder Grippe auf.

Der Patient hat meist Fieber, mitunter auch Schüttelfrost und klagt über heftigste Ohrenschmerzen. Der Knochen hinter dem Ohr ist äußerst druckempfindlich und die Lymphdrüsen hinter und unter dem Ohr sind schmerzhaft angeschwollen. Häufige Begleitsymptome sind Ohrgeräusche wie z. B. Rauschen oder Klingeln und eine gewisse Schwerhörigkeit. Kinder sind meist unruhig und erbrechen oft. Die Schmerzen hören sofort auf, wenn der Eiter durch das Trommelfell nach außen bricht und abfließen kann. Wenn der Eiter allerdings nicht von selbst durchbricht und die Schmerzen sehr stark sind bzw. sich zunehmender Hörverlust oder Schwindel einstellt, macht der Arzt zumeist einen kleinen Schnitt in das Trommelfell, um Abhilfe zu schaffen und die Schmerzen zu nehmen.

Merke:

Eine Mittelohrentzündung mit starken Schmerzen und Ohrgeräuschen, die sich nicht innerhalb von 48 Stunden bessert, gehört immer in die Behandlung eines Arztes.

Hausmittel

Zwiebelkompressen

Rezeptur:
Hacken Sie 1–2 Zwiebeln klein und pressen Sie diese anschließend etwas aus. Geben Sie das Ganze auf ein Stofftaschentuch und legen Sie die Zwiebelkompresse auf das Ohr. Fixieren Sie die Kompresse mit einer fest sitzenden Mütze oder einem Schal.
Anwendung:
Die Zwiebelkompresse am besten über Nacht auflegen oder den Umschlag etwa 1 Stunde bis zu dreimal täglich anlegen.

Kampferpfropf

Rezeptur und *Anwendung:*
Umhüllen Sie ein kleines Stückchen Kampfer dünn mit Watte und führen Sie es vorsichtig in den äußeren Gehörgang ein. Dort für einige Zeit belassen.

Knoblauchohrauflage

Rezeptur und *Anwendung:*
Umwickeln Sie 1 kleine Knoblauchzehe dünn mit Watte und führen Sie den Pfropf in den äußeren Gehörgang ein. Einige Zeit dort belassen!

Kamillenblütenöl

Rezeptur:
Erhitzen Sie $^1/_4$ l gutes Speiseöl (z. B. Erdnussöl) und geben Sie 20 g Kamillenblüten dazu. Lassen Sie die Mischung 24 Stunden ziehen, dann die Blüten abseihen.
Anwendung:
Tränken Sie einen Wattebausch in dem Kamillenöl und führen Sie diesen vorsichtig in das Ohr ein. Mehrmals täglich erneuern.
Tipp:
Kamille hilft auch bei Wunden, entzündeten Hautpartien und Sonnenbrand.

Mumps

Symptome/Beschwerden

Mumps ist eine ansteckende Erkrankung der Ohrspeicheldrüse, die häufig bei Kindern auftritt. Etwa 14 Tage nach Ansteckung kommt es zunächst zu einem allgemeinen Krankheitsgefühl mit Fieber, Kopf- und Gliederschmerzen. Die Gegend vor und unter dem Ohr schwillt an, meistens ist zunächst nur die linke Seite betroffen.

Nach ungefähr zwei Tagen schwillt auch die rechte Seite an. Die Schwellung ist druckempfindlich und das Ohrläppchen steht in typischer Weise ab. Nach fünf bis acht Tagen kommt es zum Fieberabfall und zum Rückgang der Schwellung.

Merke:

Bei Jungen muss auf die Hoden geachtet werden, da sie sich bei Mumps entzünden können. Bei Komplikationen bitte immer sofort den Arzt hinzuziehen!

Hausmittel

Die Behandlung mit Hausmitteln entspricht der Behandlung bei allgemeinen fieberhaften Erkrankungen. Zur örtlichen Behandlung der Ohrspeicheldrüse empfehlen sich warme Ohrauflagen, beispielsweise mit Bockshornkleesamen oder Heublumen.

Tipp:

Durch Kaubewegungen, z. B. beim Kaugummikauen, wird der Speichelfluss angeregt und dadurch die Heilung beschleunigt.

Mundschleimhautentzündung

Symptome/Beschwerden

Die einfache Mundschleimhautentzündung mit Rötung und Schwellung der Schleimhaut ist entweder eine Folge mangelhafter Mundhygiene, schlechter Zähne, bakteriellen Infektionen oder aber eine Folge von Verletzungen im Mundraum, z. B. durch Zähne oder Zahnersatz.
Manchmal kommt es begleitend zu Schwellungen der Zahnfleischränder und zu Vereiterungen im Mundraum.

Hausmittel

Heidelbeertee

Rezeptur:
1 TL Heidelbeerblätter mit 1 Tasse Wasser kurz aufkochen lassen, dann ziehen lassen und abseihen.
Anwendung:
Mehrmals am Tag mit dem Tee gurgeln.

Beinwellwurzeltee

Rezeptur:
100 g Beinwellwurzeln mit $^1/_4$ l Wasser kalt ansetzen, zum Kochen bringen und das Ganze dann 10 Minuten kochen lassen, zuletzt abseihen und auskühlen lassen.

Anwendung:
Mehrmals täglich Mundspülungen machen.

Muskelkater

Symptome/Beschwerden

Der Muskelkater entsteht zum einen durch kleinste Verletzungen der untrainierten Muskulatur, zum anderen durch Einlagerungen von Milchsäure in den Muskel. Ein ungenügend trainierter oder auch überforderter Muskel kann seine Energie dann nicht mehr über die normale „Verbrennung" mittels Sauerstoff decken, sondern er muss auf eine anaerobe (sauerstofflose) Energiegewinnung zurückgreifen. Bei diesem Prozess entsteht Milchsäure als Abfallprodukt. Diese wird nur unvollständig abtransportiert und verursacht den typischen Muskelkater. Charakteristisch für den Muskelkaterschmerz, der allerdings erst etwa 24 Stunden nach der sportlichen Betätigung auftritt, ist sein flächiges Auftreten. Ein punktueller Schmerz spricht eher für eine Muskelzerrung oder einen Muskelfaserriss.

Hausmittel

Johanniskrautöl

Rezeptur:
250–300 g Johanniskrautblüten mit 1/2 l Öl (z. B. Erdnuss- oder Sonnenblumenöl) in einem hellen

Glas ansetzen. Stellen Sie das Öl an die Sonne und lassen Sie es reifen, bis es eine deutlich rote Farbe annimmt. Das Glas dabei zwischendurch schütteln. Anschließend das Öl abfiltern.
Anwendung:
Die schmerzenden Stellen mehrmals täglich mit dem Öl einreiben. Die Einreibung sollten Sie so vornehmen, dass die Haut das Öl nach kurzem, vorsichtigem Einmassieren weitgehend aufsaugt.

Wermuttee

Rezeptur:
Geben Sie $^1/_2$–1 TL als Aufguss auf 1 Tasse heißes Wasser, lassen Sie das Kraut kurz ziehen und seihen Sie den Tee ab.
Anwendung:
Trinken Sie von dem stoffwechselanregenden Tee maximal 2–3 Tassen pro Tag.
Merke:
Der Tee sollte nicht während der Schwangerschaft angewendet werden!

Nagelbettentzündung

Symptome/Beschwerden

Die Nagelbettentzündung entsteht durch Bakterien, welche durch kleine Verletzungen am Nagelrand in die Haut eindringen. Die Haut entzündet sich und wird rot, geschwollen und sehr schmerz- und druckempfindlich. Manchmal kommt es auch zu Eiterbildung.

Hausmittel

Fingerbad mit Eichenrindentee

Rezeptur:
2 gehäufte TL Eichenrinde mit $^{1}/_{4}$ l kochendem Wasser aufgießen. Den Tee 10 Minuten ziehen lassen und dann abseihen.
Anwendung:
Gießen Sie den Tee in eine Schale, lassen Sie ihn etwas abkühlen, tauchen Sie die Fingerspitzen hinein. Die Finger etwa 10 Minuten darin baden. Die Anwendung zweimal täglich wiederholen.

Honig-Zwiebel-Kompresse

Rezeptur und *Anwendung:*
Honig unterstützt als Salbe den Heilungsprozess von Wunden und Eiterungen aller Art. Bereiten Sie zuerst einen Zwiebelsaft zu und mischen Sie diesen zu gleichen Teilen mit Honig. Tragen Sie die Mischung auf das Nagelbett auf und decken Sie das Ganze mit einer Kompresse ab. Den Verband über Nacht auf der betroffenen Stelle lassen.

Tipp:

Salbeiöl, das Sie in der Apotheke kaufen können, wirkt ebenfalls entzündungshemmend.

Füllen Sie eine Schale mit warmem Wasser, geben Sie 8 Tropfen der Öls hinzu und baden Sie für 10 Minuten Ihre Fingerspitzen darin.

Nasenbluten

Symptome/Beschwerden

Nasenbluten wird meist durch äußeren Einfluss wie einen Schlag bzw. Sturz oder durch Luftdruckveränderungen hervorgerufen. Manchmal tritt es jedoch ohne erkennbare Ursache auf und ist dann häufig ein Kennzeichen für psychischen Stress. Bei empfindlichen Menschen erhöht sich der Blutdruck und bringt die Gefäße zum Platzen. Die vorderen Gefäße an der unteren Nasenscheidewand sind der häufigste Ursprungsort des Nasenblutens. Mitunter ist Nasenbluten mit Kopfschmerzen verbunden.

Tipp: Legen Sie den Kopf nicht nach hinten in den Nacken, da das Blut so in die Atemwege und in den Rachen abfließt, was eher unangenehm ist.

Merke:

Bei regelmäßigem Nasenbluten ohne erkennbare Ursache sollten Sie zur weiteren Abklärung einen Arzt aufsuchen, da sich auch eine ernsthafte Erkrankung dahinter verbergen kann.

Hausmittel

Kühlung

Rezeptur und *Anwendung:*
Nehmen Sie eine Eiskompresse oder packen Sie Eiswürfel in ein Tuch und pressen Sie dieses auf die Nasenwurzel. Der Blutfluss wird so verringert, da sich die Gefäße zusammenziehen. Zusätzlich können Sie eine kalte Kompresse im Nacken auflegen.

Nasenpfropfen

Rezeptur und *Anwendung:*
Stopfen Sie ein Taschentuch oder etwas Watte in die Nase und drücken Sie dann die Nasenflügel zusammen. Halten Sie den Druck für ein paar Minuten und beugen Sie dabei den Kopf leicht nach vorne.

Tipp:

Falten Sie ein Papiertaschentuch klein zusammen und stopfen Sie es bei leicht geöffnetem Mund zwischen Oberlippe und Schneidezähne. Die kleinen Blutgefäße der Riechschleimhaut werden zusammengezogen und das Nasenbluten hört auf.

Nasennebenhöhlenentzündung

Symptome/Beschwerden

Nach einem Schnupfen oder einer Mandelentzündung kann sich eine Entzündung in den Nasennebenhöhlen bilden. Die Anzeichen sind für gewöhnlich ein einseitiger Schnupfen mit eitriger Absonderung, klopfende Schmerzen im Oberkiefer so wie im Falle einer Stirnhöhlenentzündung und Schmerzen hinter und über den Augen. Begleitet werden die Symptome meist von Fieber und einem allgemeinen Krankheitsgefühl.

Hausmittel

Salzwasserdampfbad

Rezeptur und *Anwendung:*
Geben Sie 1 l kochendes Wasser in eine Schüssel oder ins Waschbecken und fügen Sie 2 EL Kochsalz hinzu. Etwas abkühlen lassen, dann den Kopf darüber beugen und ein Handtuch über Kopf und Waschbecken legen.
Merke:
Salzwasserspülungen sind ebenfalls zu empfehlen.

Kamillendampfbad für den Kopf

Rezeptur und *Anwendung* entnehmen Sie bitte aus dem Abschnitt „Inhalationen“ im Kapitel „Bronchitis“, Seite 54.

Merke:

Halten die Beschwerden an, suchen Sie einen Arzt auf, damit die Infektion sich nicht ausbreitet.

Neurodermitis

Symptome/Beschwerden

Die Veranlagung zu Neurodermitis wird meist vererbt. Dermitis bezeichnet die Entzündung der Haut, Neuro steht für Nerven. Damit ist eigentlich schon gesagt, dass psychische Konflikte, bei Säuglingen und Kleinkindern oft auch so genannte Geburtstraumata, wie z. B. eine besonders schwere Geburt, der Auslöser für die Erkrankung sind. Es kommt zu Rötungen, Nässen und Hautausschlägen in jeder Form, meist mit quälendem Juckreiz. Bläschen und Pusteln entleeren sich nach außen, was für den Körper auch eine Art Reinigung von innen nach außen ist. Akute Neurodermitisschübe mit starker Entzündung müssen von einem Arzt überwacht werden.

Die Anwendung von Cortison birgt in diesem Fall Gefahren, da mit dem Medikament der Ausschlag lediglich unterdrückt, nicht aber seine Ursache beseitigt wird. Wir dürfen nicht vergessen, dass die Haut zu den größten Ausscheidungsorganen des Menschen zählt. Ihre Tätigkeit sollte nicht einfach unterbunden werden, nur weil das unschöne Hautbild störend ist!

Hausmittel

Die Neurodermitis mit Hausmitteln zu behandeln ist eigentlich nicht möglich. Sie sollten nie die psychische Komponente dieser Erkrankung vergessen, weshalb sie selten ausschließlich ein Fall für den Hautarzt, sondern immer auch ein Fall für den Psychotherapeuten ist. Sehr gute Behandlungsansätze bietet auch die klassische Homöopathie, da sie den Menschen in seiner Ganzheit therapiert und nicht nur einzelne Symptome berücksichtigt.

Tipp:

> Zum Waschen und Baden werden häufig fettende Zusätze verwendet, die jedoch nur die Poren verstopfen und eigentlich das Gegenteil bewirken, nämlich eine Zunahme des Juckreizes. Besser ist es, die Haut nur mit reinem Wasser zu waschen ohne jegliche chemische Zusätze.

Osteoporose

Symptome/Beschwerden

Unter der Osteoporose versteht man eine krankhafte Verminderung der Knochenmasse. Ein osteoporotischer Knochen besitzt eine deutlich geringere Festigkeit und neigt so eher zum Brechen. Die Frakturgefahr besteht bereits bei geringen Traumen, manchmal auch spontan. Oft kommt es zu Verformungen der Wirbelkörper oder zu Oberschenkelhalsbrüchen. Das schleichende Fortschreiten der Krankheit macht sich für gewöhnlich zuerst durch Rückenschmerzen bemerkbar, verbunden mit einem Schwächegefühl im Rücken. Die Schmerzen werden tagsüber schlimmer und bestehen unabhängig von Belastungen. Durch die Verformung der einzelnen Wirbelkörper kommt es oft zum so genannten „Witwenbuckel", einem extremen Rundrücken im Brustbereich der Wirbelsäule.

Hinsichtlich der Entstehung der Osteoporose unterscheidet man zwei Formen:

- die primäre Form, ohne eine auslösende Vorerkrankung;
- die sekundäre Form, der eine Grunderkrankung vorausgeht, z. B. die Überfunktion der Nebenschilddrüsen.

Hausmittel

Die Hauptursache der primären Osteoporose ist eine negative Bilanz zwischen den basischen Stoffen in unserem Organismus und den Säuren, sodass es zu einem Säureüberschuss kommt. Der Kalk in den Knochen ist eine völlig natürliche

Basenreserve unseres Körpers, die durch Fehlernährung aufgebraucht wird.

Aus den nachfolgend beschriebenen Faktoren, welche das Entstehen von Osteoporose begünstigen, lassen sich die entsprechenden „Hausmittel“ ableiten.

- Ernährung: Ein Grundfehler unserer Ernährung ist ein „Zuviel“ an tierischem Eiweiß. Beim Stoffwechselprozess entstehen in hohem Maße Säuren, die den Organismus belasten. Zu den Säurebildnern gehören auch Milchprodukte, wenn sie übermäßig verzehrt werden. Einerseits enthält die Milch zwar viel Calcium, andererseits aber auch das stark phosphorhaltige Kasein. Dieser Eiweißbestandteil der Milch ist ein starker Säurebildner, der die Wirkung des Calciums mehr als aufhebt. Es bleibt ein deutlicher Überschuss auf der „sauren Seite“. Zu den Nahrungsmitteln, die Säure produzieren, zählen u. a. Fleisch, Fisch, Eier sowie Zucker und Weißmehlprodukte. Auch Getränke wie Kaffee, Alkohol und Limonade erzeugen saure Äquivalente.

- Bewegungsmangel: Unsere Knochen brauchen Zug- und Druckbelastungen, ansonsten atrophieren, d. h. schwinden sie, wie ein nicht beanspruchter Muskel. Durch regelmäßige, aber maßvolle Belastung wird auch eine deutliche Verbesserung der Blutzirkulation und damit der Versorgung des Knochens erreicht.

- Lichtmangel: Zwar ist der Vitamin-D-Mangel heute selten geworden, jedoch fehlt oft das zur

Verwertung des Vitamin D notwendige Licht – besonders im Winter. In Kaufhäusern und Büros findet sich fast ausschließlich nur noch Kunstlicht und immer mehr Menschen sitzen in ihrer Freizeit vor dem Computer oder Fernseher.

- Falsche Atmung: Durch die Atmung versorgen wir einerseits unseren Organismus mit Sauerstoff, andererseits wird aber auch eine gewisse Menge an Kohlendioxyd abgeatmet. Eine zu flache Atmung, wie wir sie uns oft angeeignet haben, versorgt uns mit zu wenig Sauerstoff und lässt Kohlendioxyd in den Geweben zurück. Ein weiteres saures Äquivalent, das beim Säureüberschuss zu Buche schlägt.

- Dauerstress: Auch ein andauernder Stresszustand hinterlässt seine „Säurespuren" in unserem Körper. Nicht umsonst sagt man, man sei „sauer". Die Säurebelastung nimmt durch negative Emotionen tatsächlich zu.

- Hormonmangel: Bei Frauen verstärkt sich der Knochenabbau meist nach den Wechseljahren, wenn die körpereigene Östrogenproduktion zurückgeht. Oft finden sich Entzündungsherde und Unterleibsstörungen.

Merke:
Die Hauptursache für die Entstehung von Osteoporose ist also ein massiver Säureangriff auf unseren Organismus und unser Basenreservoir in den Knochen. Die zunehmende Übersäuerung überfordert die Knochensubstanz und führt zum Abbau des Knochengewebes.

Prellung

Symptome/Beschwerden

Die Prellung entsteht durch ein Trauma, wie z. B. durch einen Schlag, Stoß oder Sturz. Zuerst kommt es zu einer Schwellung, die sehr schmerzhaft sein kann und bläulich gefärbt ist. Später, beim Abbau des Ödems, entwickelt sich eine bräunlich gelbe Verfärbung.

Hausmittel

Arnikaaufguss

Rezeptur:
2 EL Arnikablüten mit 2 Tassen kaltem Wasser ansetzen, kurz zum Kochen bringen, 10 Minuten ziehen lassen, dann abseihen.
Anwendung:
Kompressen oder ein Leintuch in dem erkalteten Arnikaufguss tränken und auf die geprellte Körperstelle legen. Den Umschlag mehrmals erneuern.
Merke:
Arnika nicht bei offener Haut verwenden, da es hautreizend wirkt.

Essigsaure Tonerde

Rezeptur und *Anwendung:*
Essigsaure Tonerde können Sie in der Apotheke kaufen. Nach Anweisung mit Wasser verdünnen,

ein Leintuch oder eine entsprechend große Kompresse darin tränken und auf die schmerzende Stelle legen. Sobald die Auflage getrocknet ist, sollten Sie sie wieder erneuern.

Prostatavergrößerung

Symptome/Beschwerden

Die Prostata (Vorsteherdrüse) vergrößert sich allmählich ab dem 40. Lebensjahr. In der Regel handelt es sich um eine gutartige Wucherung des Gewebes. Die Vergrößerung der Prostata wird spürbar, wenn beim Urinieren stärker gepresst werden muss, wenn der Harndrang häufiger und der Urinstrahl deutlich dünner wird. Bei einer größeren Geschwulst entleert sich die Blase nicht mehr vollständig und der verbleibende Restharn neigt zur Infektion, was eine Blasenentzündung verursachen kann.

Merke:

Neben der meist gutartigen Vergrößerung kann auch eine bösartige Geschwulst vorliegen, deshalb sollte die Prostata regelmäßig einmal pro Jahr vom Arzt untersucht werden!

Harntreibende Getränke, Abkühlung von unten und langes Sitzen können sich negativ auswirken.

Hausmittel

Brennnesseltee

Rezeptur:
1 EL Brennnesselkraut mit $^1/_8$ l Wasser aufkochen und 5 Minuten kochen lassen, anschließend abseihen.
Anwendung:
3 Tassen täglich trinken.

Kürbiskerne

Kürbiskernen wird die größte Wirkung bei Prostatabeschwerden zugeschrieben. Daneben empfehlen sich auch Hasel- und Walnüsse, Leinsamen und Pinienkerne.
Anwendung:
Diese Nüsse und Kerne können Sie roh oder auch als Zutaten in Gerichten zu sich nehmen.

Teemischung

Rezeptur:
Bärentraubenblätter, Bruchkraut und Liebstöckel zu gleichen Teilen mischen, eventuell noch etwas Leinsamen dazugeben. 1 TL auf 2 Tassen Wasser aufkochen und die Mischung 15 Minuten sieden lassen, dann abseihen.
Anwendung:
Einige Tassen davon am Abend trinken.

Rheuma

Symptome/Beschwerden

Der Begriff „Rheuma“ leitet sich von dem griechischen Wort „rheumatismos“ ab, das einen fließenden, ziehenden Schmerz bezeichnet, wie er für viele rheumatische Erkrankungen kennzeichnend ist. Heute bezeichnet man mit Rheuma viele verschiedene Erkrankungen, welche unser Muskel-Skelett-System z. T. schmerzhaft beeinträchtigen. Rheumatismus ist eine Erkrankung des Bindegewebes, das überall im Körper vorkommt. Mit den verschiedenen Aufgaben des Bindegewebes an verschiedenen Stellen im Körper wechselt auch seine Zusammensetzung. Diese ist im Knorpel eine andere als beispielsweise im Muskelgewebe. Das Bindegewebe reagiert sehr empfindlich auf Reize und verändert dadurch seinen Stoffwechsel sowie die Zusammensetzung seiner Grundsubstanz.

Die vielen verschiedenen Arten von Bindegewebe in unserem Körper und die vielfachen, unterschiedlichen Reize, die das Bindegewebe verändern können, machen verständlich, dass rheumatische Erkrankungen ein so vielfältiges klinisches Bild zeigen.

Grob kann man folgende Gruppen und Ausformungen der Erkrankung unterscheiden:

- entzündlicher Rheumatismus wie beispielsweise das rheumatische Fieber, Arthritis, Gelenkinfektionen, Psoriasis u. a.

- degenerative Gelenkerkrankungen und Arthrosen
- Weichteilrheumatismus wie z. B. Muskelrheumatismus oder Tendinitis (Entzündungen der Sehnen)
- Autoimmunerkrankungen gegen körpereigenes Gewebe.

Leitsymptom aller rheumatischen Erkrankungen ist der Gelenkschmerz. Häufig ist das Gelenk entzündlich verdickt und in seiner Beweglichkeit schmerzhaft eingeschränkt. Destruktionen von Knorpel und Knochen verursachen Fehlstellungen mit weiteren Funktionsstörungen. Es kommt zu Steifigkeit der Gelenke und zu Deformierungen. In manchen Fällen treten auch allgemeinere Symptome hinzu wie z. B. eine Konjuktivitis (Bindehautentzündung) oder aber so genannte Rheumaknoten der Haut.

Hausmittel

Farnpolster

Rezeptur und *Anwendung:*
Füllen Sie einen Kissenüberzug mit getrocknetem oder frischem Farnkraut (das frische Kraut alle 1–2 Wochen erneuern). Legen Sie die befallenen Körperteile auf das Polster.
Tipp:
Auch frischer Farn, direkt auf die Haut aufgelegt, ist wirkungsvoll.

Beinwellschmalz

Rezeptur und *Anwendung:*
1 EL frisch geschabte Beinwellwurzel mit 1 EL Schweineschmalz mischen. Etwas erwärmen und auf die betroffenen Stellen auftragen. Mit einem Tuch abdecken und am besten über Nacht einwirken lassen.

Brennnesselsuppe

Rezeptur und *Anwendung:*
Frisch gepflückte, junge Brennnesselblätter zerkleinern und in etwas Gemüsebrühe aufkochen. Die Suppe fördert die Ausscheidung und ist daher ein sehr gutes Mittel bei Rheuma.

Birkenblättersack

Rezeptur und *Anwendung:*
Einen Kissenüberzug mit frischen Birkenblättern füllen und das rheumatische Gelenk täglich ca. 1 Stunde hineinstecken.

Hauhechelwurzeltee

Rezeptur:
3 TL Hauhechelwurzel mit 3 Tassen Wasser kalt ansetzen. Über Nacht durchziehen lassen. Am nächsten Morgen kurz aufkochen.
Anwendung:
Tagsüber schluckweise von dem Tee trinken.

Schlafstörungen

Symptome/Beschwerden

Schlaflosigkeit kann psychische wie auch körperliche Ursachen haben. Neben Angstzuständen, Stress, nicht verarbeiteten Erlebnissen und aufwühlenden Träumen können auch ernsthafte Erkrankungen, beispielsweise Bluthochdruck oder Herzerkrankungen, Schlafstörungen auslösen.

Merke:

> Bei länger andauernder Schlaflosigkeit sollten Sie organische Ursachen immer vom Arzt ausschließen lassen.

Besonders häufig vorkommende und insofern typische Schlafstörungen sind Einschlaf- und Durchschlafstörungen.

Hausmittel

Baldriantee

Rezeptur:
1 TL Baldrianwurzel mit 1 Tasse heißem Wasser aufgießen. 10 Minuten zugedeckt ziehen lassen, dann durch ein Sieb abgießen.

Anwendung:
Trinken Sie regelmäßig 1 Tasse abends vor dem Schlafengehen.
Tipp:
Bei Stimmungstiefs können Sie den Tee mit Johanniskraut mischen, er wirkt dann nach einiger Zeit auch gegen die Depressionen.

Honigmilch

Rezeptur und *Anwendung:*
1 EL Honig in 1 Glas heißer Milch verrühren. Trinken Sie die Honigmilch am besten regelmäßig vor dem Schlafengehen.

Lindenblütenbad

Rezeptur und *Anwendung:*
150 g Lindenblüten mit 2 l kochendem Wasser aufgießen und 30 Minuten ziehen lassen. Den Aufguss fügen Sie dem Badewasser hinzu. Baden Sie vor dem Schlafengehen etwa 15 Minuten.

Sehnenscheidenentzündung

Symptome/Beschwerden

Unsere Sehnen verlaufen z. T. in Sehnenscheiden, die an ihrer Innenseite einen Schleim als Gleitmittel absondern, eine wichtige Voraussetzung für die Beweglichkeit der Glieder. Bei einer Überbelastung oder Fehlbelastung kann es zu einer

Entzündung der Sehnenscheiden kommen. Zuerst ist nach Anstrengung ein Schmerz spürbar, der im Ruhezustand schnell wieder verschwindet. Im zweiten Stadium der Erkrankung treten die Schmerzen v. a. zu Beginn der Belastung auf, werden dann schwächer, kommen jedoch später wieder und sind dann meist schlimmer als vorher. Bei fortgeschrittener Erkrankung werden die Schmerzen chronisch und halten auch nach Beendigung der jeweiligen Betätigung noch an.

Hausmittel

Quarkwickel

Rezeptur und *Anwendung:*
Kühlen Magerquark auf eine Kompresse geben oder direkt auf die schmerzende Stelle auftragen. Mit einem Tuch abdecken. Den eingetrockneten Quark sorgfältig abwaschen und den Quarkumschlag wieder erneuern.
Tipp:
Unter den Quark können Sie zur Verstärkung der Wirkung auch etwas essigsaure Tonerde mischen.

Johanniskrautöl

Rezeptur und *Anwendung* entnehmen Sie bitte dem Kapitel „Arthrose“, Seite 34.
Tipp:
Das Öl wirkt schmerzlindernd, entzündungshemmend und vor allem kühlend.

Sonnenbrand

Symptome/Beschwerden

Sonnenbrand ist schmerzhaft und mitunter auch sehr gefährlich auf Grund der Überhitzung des Körpers, des Flüssigkeitsverlustes und der Hautschädigung, die u. U. die Entstehung bösartiger Hauttumoren begünstigen kann. Die Haut reagiert mit den gleichen Erscheinungen, wie sie bei Verbrennungen mit Feuer oder beim Verbrühen mit Flüssigkeiten auftreten: gerötete und geschwollene Haut, Bläschen und später Blasen sowie starke Schmerzen bei schlimmeren Verbrennungen. Wenn größere Flächen verbrannt sind, können auch Fieber, Frösteln und ein allgemeines Krankheitsgefühl hinzutreten.

Merke:

> Bei stärkeren Verbrennungen sollten Sie zur eigenen Sicherheit bei der Behandlung immer einen Arzt hinzuziehen.

Hausmittel

Die *Anwendung* von Hausmitteln entnehmen Sie bitte dem Kapitel „Verbrennungen“, ab Seite 150.

Generell sind alle Hausmittel wie Mehl, Fett und alkoholische Tinkturen anzuraten.

Übelkeit

Symptome/Beschwerden

Übelkeit tritt oftmals nach dem Genuss verdorbener oder unbekömmlicher Lebensmittel auf; manchmal auch nach zu fettem Essen. Zu allgemeinem Unwohlsein mit einem flauen Gefühl in der Magengrube und Kreislaufbeschwerden kommt ein mehr oder weniger stark ausgeprägter Brechreiz.

Hausmittel

Pfefferminzöl

Rezeptur und *Anwendung:*
Pfefferminzöl erhalten Sie in der Apotheke. Geben Sie 1 kleinen Tropfen davon auf die Zungenspitze und lassen Sie diesen dann im Mund „zergehen". Zusätzlich können Sie 2 Tropfen rechts und links auf die Schläfen reiben.
Merke:
Das Pfefferminzöl sollte auf keinen Fall in die Augen gelangen!

Tipp:

Kandierte Ingwerstücke, wie es sie in chinesischen Lebensmittelläden zu kaufen gibt, eignen sich sehr gut als erste Hilfe bei Übelkeit.

Venenentzündung

Symptome/Beschwerden

Bei der Venenentzündung gerät der Stoffaustausch zwischen der Veneninnenwand und dem umliegenden Gewebe aus dem Gleichgewicht. Es kommt zu Stauungen und das Blut in den Gefäßen fließt langsamer. Blutgerinnsel können sich infolgedessen leicht an der Gefäßwand festsetzen und es entstehen Entzündungen. Bei oberflächlich liegenden Venen ist die darüber liegende Haut zusätzlich gerötet und schmerzempfindlich, die Beine schwellen an. Später kann es auch zu Muskelkrämpfen sowie zu müden und brennenden Beinen kommen, insbesondere nach längerem Stehen.

Merke:

> Da chronisch entzündete Venen auch eine verstärkte Thrombosegefahr mit sich bringen, ist eine ärztliche Kontrolle unbedingt notwendig!

Hausmittel

Venentee

Rezeptur:
40 g Angelikawurzel, 30 g Faulbaumrinde, 20 g Honigklee, 10 g Enzianwurzel. 1 EL der Mischung

zu 1 Tasse Wasser geben, 15 Minuten abkochen, kurz ziehen lassen und abseihen.
Anwendung:
Trinken Sie den Tee dreimal täglich vor den Mahlzeiten über einen Zeitraum von 3–4 Wochen.

Ringelblumenkompressen

Rezeptur und *Anwendung:*
1 TL Ringelblumenblüten in 1 Tasse kaltem Wasser ansetzen, zum Kochen bringen und 30 Minuten zugedeckt leicht köcheln lassen. Die Lösung abseihen und die Kompressen darin tränken. Auf die schmerzenden Venen auflegen und nach dem Trocknen erneuern.

Verbrennungen

Symptome/Beschwerden

Bei Verbrennungen unterscheidet man je nach Umfang der Hautzerstörung drei Schweregrade. In leichten Fällen, bei einer Verbrennung ersten Grades, kommt es zu einer schmerzhaften Rötung der Haut. Bilden sich Blasen, spricht man von einer Verbrennung zweiten Grades. Bei Verbrennungen dritten Grades findet man zusätzlich auch eine mehr oder weniger ausgedehnte Zerstörung von Haut und Unterhautschichten; das Gewebe stirbt ab, d. h. es wird „nekrotisch“. Wichtiger als der Grad der Verbrennung ist die Ausdehnung derselben, da die auftretenden Zerfallsprodukte des Gewebes giftig wirken und Allgemeinbefinden

und Kreislauf dadurch stark belastet werden. Bei Verbrennungen zweiten und dritten Grades mit einer Ausdehnung von mehr als einem Drittel der gesamten Hautoberfläche besteht bereits Lebensgefahr. Deutlich mehr gefährdet als Erwachsene sind hier Kinder, v. a. Säuglinge.
Leichtere Verbrennungen können Sie selbst behandeln, ausgedehntere Wunden gehören jedoch unbedingt in die Hand eines Arztes!

Hausmittel

Kartoffelauflage

Rezeptur und *Anwendung:*
Rohe Kartoffeln reiben, auf die Wunde legen und längere Zeit einwirken lassen.

Honigeinreibung

Rezeptur und *Anwendung:*
Bestreichen Sie die verbrannte Stelle dick mit Honig. Oft kann ein schnelles Handeln die Blasenbildung noch verhindern.

Verstauchung

Symptome/Beschwerden

Zu einer Verstauchung kommt es häufig im Knöchelbereich, hervorgerufen durch ein Umknicken im Sprunggelenk. Dabei werden die Bänder, welche das Sprunggelenk stützen, überdehnt oder sie reißen. Es entsteht eine z. T. starke Schwellung mit Blauverfärbung und der Knöchelbereich ist äußerst druckempfindlich.

Hausmittel

Kompressionsverband

Rezeptur und *Anwendung:*
Noch bevor Sie das Gelenk kühlen, sollten Sie einen Kompressionsverband anlegen, damit die Schwellung nicht zu groß wird. Lassen Sie sich das richtige Wickeln des Verbandes vom Arzt zeigen.

Kühlung

Rezeptur und *Anwendung:*
Unverzügliches Kühlen zählt zu den wichtigsten Sofortmaßnahmen. Halten Sie das verletzte Gelenk deshalb entweder unter fließend kaltes Wasser oder wickeln Sie ein paar Eiswürfel in ein Tuch ein und legen Sie diese Auflage auf das verletzte Körperteil. Die betroffene Stelle sollte mindestens 30 Minuten gekühlt werden.

Essigsaure Tonerde

Rezeptur und *Anwendung* entnehmen Sie bitte dem Kapitel „Bluterguss“, Seite 52.

Verstopfung

Symptome/Beschwerden

Die Verstopfung tritt in akuter und chronischer Form auf. Auslöser für akute Verstopfung können u. a. Stresssituationen oder Ernährungswechsel sein. Die chronische Stuhlverstopfung ist häufig durch unsere Lebens- und Ernährungsweise bedingt. Bewegungsmangel und eine ballaststoffarme Ernährung führen zwangsläufig zur Stuhlträgheit. Die psychische Komponente der Verstopfung, auch „Obstipation" genannt, sollte ebenfalls berücksichtigt werden. Der Begriff Obstipation leitet sich ab von „ob" (entgegen/ Widerstand) und „stipare" (zusammendrängen). Der psychische Hintergrund der Verstopfung ist also oft die Verdrängung. Der Stuhlgang wird immer häufiger verdrängt, was schon bald zu einer chronischen Obstipation führt. Auch die Verdrängung bestimmter Lebenssituationen, die zu einer tief greifenden Anspannung und Verkrampfung führt, spielt hierbei eine wichtige Rolle. Der Darm wird immer seltener entleert, die Entleerungen werden zunehmend schwieriger und schmerzhafter, der Stuhl ist hart und trocken. Manchmal kommt es auch zum Stuhldrang ohne Entleerung. Die Darmträgheit hat zahlreiche Folgen wie eine Ausweitung des Darmvolumens, schließlich auch eine Erschlaffung und vermehrte Gärungs- und Fäulnisvorgänge. Meist kommt es dann zum Wechsel von Durchfall und Verstopfung. Durch eine Entartung der Darmbakterien kommt es letztlich zu einer chronischen Schleimhautentzündung des Darmes.

Hausmittel

Feigen

Rezeptur und *Anwendung:*
Weichen Sie einige Feigen über Nacht in Wasser ein und essen Sie diese dann gleich nach dem Aufstehen vor dem Frühstück.

Sauerkraut

Rezeptur und *Anwendung:*
Sauerkraut gekocht oder noch besser roh gegessen, wirkt verdauungsfördernd und ist daher immer bei Darmträgheit hilfreich.

Tausendgüldenkrauttee

Rezeptur:
1 TL des Krautes mit 1 Tasse kochendem Wasser aufgießen und 10 Minuten ziehen lassen.
Anwendung:
Schluckweise trinken. Achtung! Der Tee schmeckt sehr bitter und ist daher für Kinder kaum anwendbar.

Stuhlfördernder Tee

Rezeptur:
15 g Anis, 15 g Fenchel, 40 g Holunderblüten. 1 EL der Mischung auf 1 Tasse Wasser geben und

daraus eine Abkochung bereiten. Mit Honig nach Bedarf süßen.
Anwendung:
Ein- bis zweimal täglich möglichst warm schluckweise trinken.

Warzen

Symptome/Beschwerden

Warzen werden durch ein Virus übertragen. Die herdförmigen Wucherungen sind unterschiedlich stark verhornt und befinden sich an eher schlecht durchbluteten Körperteilen wie Händen und Füßen.

Merke:

Wenn Sie sich unsicher sind, ob es sich wirklich um eine Warze handelt, so sollten Sie auf jeden Fall den Arzt befragen. Keinesfalls dürfen Sie an Warzen selbst „operieren“ und versuchen, sie herauszuschneiden.

Hausmittel

Warzenkraut

Rezeptur und *Anwendung:*
Als Warzenkraut wird im Volksmund das Schöllkraut bezeichnet. Wirksam ist in erster Linie der

frische Milchsaft aus den Pflanzenstängeln, der herausgepresst und täglich auf die Warze getupft wird.

Merke:

> Vorsicht!!! Der Saft des Warzenkrauts darf auf keinen Fall getrunken werden, denn es besteht hohe Vergiftungsgefahr!

Zwiebeleinreibung

Rezeptur und *Anwendung:*
Reiben Sie die Warze vor dem Zubettgehen mit frischen Zwiebeln ein, das löst die Hornschicht und die Warze verschwindet.

Tipp:

> Auch der Saft von Hauswurzblättern, Wallwurz und Knoblauch ist bei Warzen hilfreich.

Wunden

Symptome/Beschwerden

Wir unterscheiden zwischen Schnitt- und Schürfwunden; Verbrennungen werden in einem eigenen

Kapitel (Seite 150) behandelt. Schnittwunden bluten oft reichlich, auch wenn es sich lediglich um einen kleinen Schnitt handelt. Das Bluten der Wunde ist durchaus erwünscht, da dadurch die Wunde gesäubert wird und Erreger herausgespült werden. Schürfwunden enthalten für gewöhnlich Fremdkörper, wie beispielsweise kleine Steinchen und Schmutz, die unbedingt aus der Wunde entfernt werden müssen. Die Anleitung zur Reingung der Wunde finden Sie nachfolgend bei den Hausmitteln.

Merke:

Treten Komplikationen auf, müssen Sie in jedem Falle einen Arzt hinzuziehen. Eine Wundinfektion kündigt sich durch Überwärmung, Rötung und Schwellung der betroffenen Stelle an.
Rötet sich die Lymphbahn, so liegt eine Blutvergiftung vor. Es werden Erreger in die Blutbahn eingeschwemmt. Sie müssen unbedingt sofort zum Arzt!

Hausmittel

Calendulatinktur

Rezeptur und *Anwendung:*
Zur sorgfältigen Reinigung einer Wunde verwenden Sie am besten eine verdünnte Calendulatinktur

(Ringelblumentinktur). Diese lässt sich zwar nicht selbst herstellen, kann aber in jeder Apotheke leicht besorgt werden. Verdünnen Sie die Calendulatinktur – 5 Tropfen auf 1 Tasse Wasser – und reinigen Sie die Wunde damit von innen nach außen. Legen Sie dazu sterile Kompressen, die Sie mit der Lösung getränkt haben, auf die Wunde und wischen Sie die Verunreinigungen vorsichtig von der Wunde weg.

Merke:

Nach erfolgter Reinigung sollte die Wunde vor erneuter Verschmutzung durch ein geeignetes Verbandsmaterial geschützt werden. Der Verband muss einmal täglich erneuert werden; zuvor die Wunde etwas an Luft und Sonne trocknen lassen.

Arnika

Rezeptur und *Anwendung:*

Ein ebenfalls sehr hilfreiches Mittel bei Verletzungen ist Arnika in homöopathischer Potenzierung. Auch wenn Sie für gewöhnlich keine homöopathischen Mittel verwenden, Arnika sollten Sie für die erste Hilfe für Wundbehandlungen immer dabei haben. Besorgen Sie sich in einer homöopathischen Apotheke Globuli (kugelförmige Arzneimittel) von Arnika in der Potenz C 30 und nehmen Sie nach erfolgter Verletzung 1 Gabe, d. h. 1–3 Globuli, davon ein.

Merke:

Bitte das Mittel auf Grund der Meinung „Viel hilft viel“ nicht mehrmals oder in größeren Mengen einnehmen, denn das ist für die homöopathische Behandlungsmethode nicht zutreffend!

Ehrenpreisauflage

Rezeptur und *Anwendung:*
2 TL Ehrenpreiskraut mit 1 Tasse kochendem Wasser aufgießen und 5 Minuten ziehen lassen. Nach dem Abseihen kurz abkühlen lassen, eine Kompresse darin tränken und auf die Wunde legen. Bei Bedarf nach dem Trocknen erneuern.

Zahnfleischentzündung

Symptome/Beschwerden

Mangelhafte Mundhygiene, verbunden mit starker Zahnsteinbildung, führt häufig zu Zahnfleischentzündungen. Das Zahnfleisch ist rot und entzündet, es kommt leicht zu Blutungen. Um der Entstehung von Parodontose vorzubeugen, bei der Zahnfleischtaschen unter dem entzündeten Zahnfleisch entstehen, sollten Sie der Entzündung rechtzeitig entgegenwirken. Denn im fortgeschrittenen Stadium kommt es bereits zu einem Schwund des Kieferknochens, was eine Lockerung der Zähne zur Folge hat.

Hausmittel

Salbeiblätter

Rezeptur und *Anwendung:*
Frische Salbeiblätter, im Mund zerkaut, wirken gut gegen Zahnfleischentzündungen.

Tipp:
Nikotin- und Teeflecken auf den Zähnen lassen sich durch Abreiben mit Salbeiblättern entfernen.

Blutwurz

Rezeptur und *Anwendung:*
Kochen Sie 1 zerkleinerte Blutwurzwurzel (ca. 30 g) mit 1 l Wasser ein und verwenden Sie die Lösung als Gurgelmittel und für Mundspülungen bei Entzündungen.

Gurgeln

Auch regelmäßiges Gurgeln (z. B. mit Kamille, Salbei, Propolis oder Teebaumöl) ist empfehlenswert. Dies wirkt beruhigend und desinfizierend.